全国卫生职业教育实验实训"十三五"规划教材

供口腔医学、口腔医学技术、口腔护理专业使用

口腔内科学

主编 邹慧儒 熊均平

北京科学技术出版社

图书在版编目（CIP）数据

口腔内科学 / 邹慧儒, 熊均平主编. —北京: 北京科学技术出版社,
2017.8（2019.7 重印）

全国卫生职业教育实验实训"十三五"规划教材: 供口腔医学、口腔
医学技术、口腔护理专业使用

ISBN 978-7-5304-8961-1

Ⅰ. ①口… Ⅱ . ①邹… ②熊… Ⅲ . ①口腔内科学−高等职业教育−教
材 Ⅳ . ① R781

中国版本图书馆 CIP 数据核字（2017）第 062112 号

口腔内科学

主　　编: 邹慧儒　熊均平
责任编辑: 刘瑞敏
责任校对: 贾　荣
责任印制: 李　茗
封面设计: 异一设计
版式设计: 天露霖文化
出 版 人: 曾庆宇
出版发行: 北京科学技术出版社
社　　址: 北京西直门南大街16号
邮政编码: 100035
电话传真: 0086-10-66135495（总编室）
　　　　　0086-10-66113227（发行部）　0086-10-66161952（发行部传真）
电子信箱: bjkj@bjkjpress.com
网　　址: www.bkydw.cn
经　　销: 新华书店
印　　刷: 北京盛通印刷股份有限公司
开　　本: 787mm×1092mm　1/16
字　　数: 398千字
印　　张: 18
版　　次: 2017年8月第1版
印　　次: 2019年7月第3次印刷
ISBN 978-7-5304-8961-1/ R · 2272

定　　价: 88.00 元

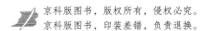

教材评审委员会

张宗伟（枣庄职业学院）

张海峰（扎兰屯职业学院）

陈华生（漳州卫生职业学院）

郎庆玲（黑龙江省林业卫生学校）

屈玉明（山西职工医学院）

胡景团（河南护理职业学院）

郭积燕（北京卫生职业学院）

戴艳梅（天津市口腔医院）

秘书长

马菲菲（天津医学高等专科学校）

林　欣（天津市口腔医院）

副秘书长

郭怡熠（天津市口腔医院）

委　员（以姓氏笔画为序）

马玉宏（黑龙江护理高等专科学校）

毛　静（枣庄科技职业学院）

方会英（枣庄职业学院）

刘巧玲（黑龙江省林业卫生学校）

苏光伟（安阳职业技术学院）

李　涛（石家庄医学高等专科学校）

张　华（扎兰屯职业学院）

胡雪芬（大兴安岭职业学院）

顾长明（唐山职业技术学院）

高巧虹（漳州卫生职业学院）

高秋香（山西职工医学院）

黄呈森（承德护理职业学院）

曹聪云（邢台医学高等专科学校）

梁　萍（北京卫生职业学院）

葛秋云（河南护理职业学院）

董泽飞（邢台医学高等专科学校）

熊均平（河南漯河医学高等专科学校）

视频审定专家（以姓氏笔画为序）

王　琳（北京大学口腔医院）

王　霄（北京大学第三医院）

王伟健（北京大学口腔医院）

牛光良（北京中西医结合医院）

冯小东（北京同仁医院）

冯向辉（北京大学口腔医院）

冯培明（北京中医药大学附属中西医结合医院）

成鹏飞（中国中医科学院眼科医院）

刘　刚（北京中医药大学附属中西医结合医院）

刘建彰（北京大学口腔医院）

刘静明（北京同仁医院）

李靖桓（首都医科大学附属北京口腔医院）

杨海鸥（北京同仁医院）

张　楠（首都医科大学附属北京口腔医院）

陈志远（北京同仁医院）

郑树国（北京大学口腔医院）

胡菁颖（北京大学口腔医院）

祝　欣（北京大学口腔医院第二门诊部）

姚　娜（北京大学口腔医院第二门诊部）

熊伯刚（北京中医药大学附属中西医结合医院）

编者名单

主　编　邹慧儒　熊均平

副主编　李新月　崔玉华　倪成励
　　　　郭蕊欣　张建芬　孙小钧

编　者（以姓氏笔画为序）

王立媛（天津市口腔医院）

王志涛（天津市口腔医院）

王英瑛（天津市口腔医院）

石　雪（天津市口腔医院）

刘思茗（天津市口腔医院）

刘晓斌（天津市口腔医院）

刘晨路（天津市口腔医院）

闫　闯（黑龙江护理高等专科学校）

闫　鹏（天津市口腔医院）

安　欣（石家庄高等医学专科学校）

孙小钧（山东力明科技职业学院）

李　利（天津市口腔医院）

李　洁（天津医学高等专科学校）

李新月（天津市口腔医院）

邹慧儒（天津市口腔医院）

张文萍（天津市口腔医院）

张建芬（石家庄医学高等专科学校）

赵　营（天津市口腔医院）

赵　静（天津市口腔医院）

姚　睿（天津市口腔医院）

袁　霏（枣庄职业学院）

倪成励（安徽医学高等专科学校）

郭蕊欣（唐山职业技术学院）

崔玉华（承德护理学院）

梁素霞（天津市口腔医院）

靳淑凤（天津市口腔医院）

鲍萍萍（天津市口腔医院）

阙禧韬（天津市口腔医院）

熊均平（漯河医学高等专科学校）

前　言

　　口腔内科学是口腔医学专业的一门重要的临床学科。结合口腔医学专业培养目标及口腔执业助理医师资格考试要求，学生在掌握基本理论知识的基础上，更应注重实训操作。实训教学对于完成口腔医学专业的学习目标、掌握口腔基本技能具有十分重要的作用。为了在板书、挂图、幻灯演示、教师示教讲解等教学手段之外，借助视频、微视频为学生们提供更多的学习渠道，帮助学生们在理解、掌握理论知识的基础上，掌握基本的治疗方法和操作技能，为今后的临床实习打下坚实的基础，我们编写了"全国卫生职业教育实验实训'十三五'规划教材（供口腔医学、口腔医学技术、口腔护理专业使用）"《口腔内科学》。

　　本教材作为系列教材中的一部，是根据全国高职高专学校教材《口腔内科学（第3版）》，参考全国高等学校教材《牙体牙髓病学（第4版）》《牙周病学（第4版）》《儿童口腔医学（第4版）》《口腔黏膜病学（第4版）》和其他国内外相关教材编写而成。内容不仅包含了龋病学、牙髓病学等牙体牙髓病学实训内容，还包含了牙周病学、儿童口腔学以及口腔黏膜病学的实训内容。经过编委会反复研究，全书共包括25个实训项目，其中多个实训都设有病例导入及记忆链接。生动的临床病例导入，可帮助学生们回顾相关理论知识，随后进入技术操作环节，首先明确目的，然后以流程图形式展现操作规程，使技术操作方法清晰明了。每个实训最后附有相关拓展及测试题，便于学生既能了解前沿知识，又可以进一步巩固所学知识。实训二十五展示了口腔黏膜病典型病例图集，在此要特别感谢天津市口腔医院黏膜科陈瑞扬主任无私提供临床精选图片，希望能够帮助学生们加深对口腔黏膜病的认识。本教材的特色是精选15个实训内容配备完整的视频，其中每个实训视频内容都经过认真编排，或简或繁，由一个大流程及若干个分视频组成，充分利用现代化教学技术，视频集文字、图片、声音、动画、演示为一体，让学生更直观地掌握口腔内科的基本实训操作，对提高学生的实践技能操作能力起到重要作用。

　　本教材的编写、视频录制以及后期修订，是由全国八所口腔医学院校的专家编委，通过辛勤的编撰及紧密的配合共同完成的，同时也得到了院校领导的大力支持以及专家同行的指导与帮助，在此谨致谢忱！鉴于编者自身学识和经验所限，书中难免存在疏漏之处，在此诚恳地希望各位读者批评指正。

邹慧儒

2017 年 2 月

目 录

实训一

口腔内科常用器械及使用

扫描二维码，观看操作视频

技术操作

一、目的

通过对口腔内科常用器械的学习，掌握常用器械的名称、结构及使用方法，并熟悉常用器械的保养。

二、操作规程

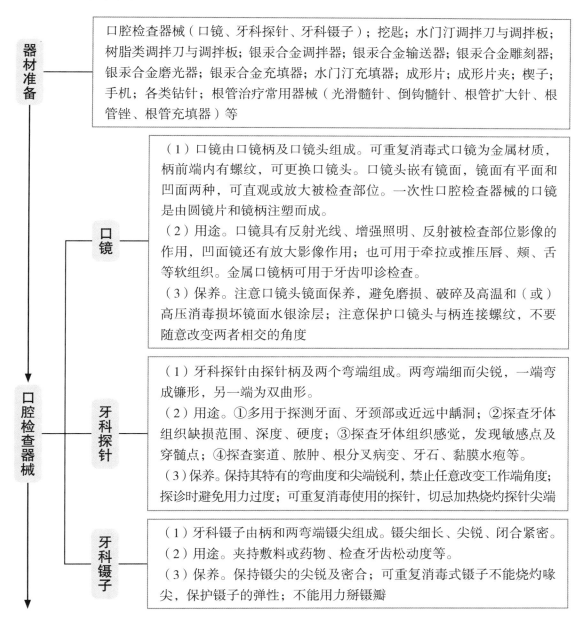

器材准备

口腔检查器械（口镜、牙科探针、牙科镊子）；挖匙；水门汀调拌刀与调拌板；树脂类调拌刀与调拌板；银汞合金调拌器；银汞合金输送器；银汞合金雕刻器；银汞合金磨光器；银汞合金充填器；水门汀充填器；成形片；成形片夹；楔子；手机；各类钻针；根管治疗常用器械（光滑髓针、倒钩髓针、根管扩大针、根管锉、根管充填器）等

口腔检查器械

口镜

（1）口镜由口镜柄及口镜头组成。可重复消毒式口镜为金属材质，柄前端内有螺纹，可更换口镜头。口镜头嵌有镜面，镜面有平面和凹面两种，可直观或放大被检查部位。一次性口腔检查器械的口镜是由圆镜片和镜柄注塑而成。

（2）用途。口镜具有反射光线、增强照明、反射被检查部位影像的作用，凹面镜还有放大影像作用；也可用于牵拉或推压唇、颊、舌等软组织。金属口镜柄可用于牙齿叩诊检查。

（3）保养。注意口镜头镜面保养，避免磨损、破碎及高温和（或）高压消毒损坏镜面水银涂层；注意保护口镜头与柄连接螺纹，不要随意改变两者相交的角度

牙科探针

（1）牙科探针由探针柄及两个弯端组成。两弯端细而尖锐，一端弯成镰形，另一端为双曲形。

（2）用途。①多用于探测牙面、牙颈部或近远中龋洞；②探查牙体组织缺损范围、深度、硬度；③探查牙体组织感觉，发现敏感点及穿髓点；④探查窦道、脓肿、根分叉病变、牙石、黏膜水疱等。

（3）保养。保持其特有的弯曲度和尖端锐利，禁止任意改变工作端角度；探诊时避免用力过度；可重复消毒使用的探针，切忌加热烧灼探针尖端

牙科镊子

（1）牙科镊子由柄和两弯端镊尖组成。镊尖细长、尖锐、闭合紧密。

（2）用途。夹持敷料或药物、检查牙齿松动度等。

（3）保养。保持镊尖的尖锐及密合；可重复消毒式镊子不能烧灼喙尖，保护镊子的弹性；不能用力掰镊瓣

| | 挖匙 | 由柄及两匙形工作端组成，分大、中、小三种型号。挖匙具有去龋、切髓、去除暂封物及肉芽组织等用途 |

牙体修复治疗常用手持器械

挖匙
由柄及两匙形工作端组成，分大、中、小三种型号。挖匙具有去龋、切髓、去除暂封物及肉芽组织等用途

牙科材料调拌器械
（1）水门汀调拌刀与调拌板。水门汀调拌刀具有双头，一头平，用于取粉或将粉、液调成一定稠度的糊剂；另一头稍尖，用于取液。水门汀调拌板为玻璃板，使用前应清洁及消毒。
（2）树脂类调拌刀。用于调制树脂与玻璃离子等材料，分骨制与塑料制两种，与一次性调拌纸板配合使用。
（3）银汞合金调拌器械。乳钵与杵可用于手工调制银汞合金，现已很少使用

牙科材料充填器械
（1）水门汀充填器。具有双端，一端为扁平钝形，用于取充填材料；另一端为光滑柱状小头形，用于填压充填材料。
（2）雕刻刀。两工作端扁平、光滑。一端与柄平行，用于𬌗面雕刻成形；另一端与柄成直角，用于牙齿近远中面的雕刻成形。
（3）银汞合金充填及雕刻相关器械。
1）银汞合金输送器：包括推压手柄、一定弯曲角度的输送套筒和弹簧栓头。将调制好的银汞合金放到套筒中，通过推压手柄压缩弹簧栓头，将银汞合金推至窝洞内。
2）银汞合金充填器：工作端有大、中、小三种型号，呈粗细不同的圆柱状，用于充填银汞合金。
3）银汞合金雕刻器：其工作端呈卵圆形或小圆球分叉形，用于雕刻银汞合金外形。注意应保持工作端的角度和边缘的光滑。
4）银汞合金磨光器：其工作端呈圆球形或梨形，表面光滑，用于银汞合金充填后的表面光滑修整，使充填体与洞壁密合。
（4）成形片、成形片夹和楔子。成形片为不锈钢或其他材料制成的弹性薄片，用于形成临时洞壁，以利于填压充填材料，恢复牙齿外形，恢复与邻牙的接触；成形片夹的作用是固定成形片；楔子有木制与塑料制两种，呈三棱柱形或锥柱形，与后牙邻间隙形态相适应，配合成形片使用，使成形片与牙面贴合，有助于充填物在龈阶处的密合和成形，防止形成悬突和间隙

牙科用手机和钻针

手机
有气动手机和电动手机。气动手机包括气动马达手机和高速涡轮手机。气动马达手机有直机头和弯机头两种工作头。高速涡轮手机使用钻针为柱状，夹持式固定。目前，工作端有多种角度、不同大小。光纤手机可以在操作时提供光源

牙科用手机和钻针 — 钻针

钻针一般由头、颈、柄三部分组成。头部有各种不同类型工作端，经由颈部与柄相连。柄部为钻针装在手机上的部分。依据钻针头部形状不同可分为裂钻、球钻与倒锥钻。

（1）裂钻。其工作端为平头圆柱状或尖头锥柱状，刃口呈直形或锯齿形，用于开扩洞形、修整洞壁、去龋等。

（2）球钻。其工作端多为多刃缘的球体形，用于去龋、修整根管壁、揭髓室顶和制备圆钝洞角等。

（3）倒锥钻。其工作端为倒锥形，用于修整洞底、扩展洞形和制备倒凹等

根管治疗常用器械 — 基本手持器械

（1）牙髓探针。又称根管探针或根管口探针。由两个弯曲角度不同的直的工作端组成，工作端细而尖锐，用于探查根管口。

（2）牙髓镊子。牙髓镊子的喙较普通牙科镊子喙长，有沟槽和锁扣，便于夹持牙胶尖、纸尖、光滑髓针等细小物品。

（3）牙髓挖匙。与普通的挖匙相比，其工作端较长，便于进入髓腔内。用于去除牙髓组织以及髓腔内的腐质和碎屑。应注意保持锐利，不能加热及用于去除牙胶尖等

根管治疗常用器械 — 髓腔预备用器械

髓腔预备包括开髓和髓腔壁的修整。

（1）常规开髓用钻针。临床上常用涡轮裂钻来穿通髓腔并形成开髓洞形，常用型号为 170（ISO 010）和 701（ISO 012）。慢速球钻用于揭去髓室顶及去除髓腔内容物，常用型号有 2、4、6 号。

（2）安全头钻针。其工作端刃部顶端光滑无切割作用。可用来扩大开髓孔和揭髓室顶而不会破坏髓室底。安全头钻针有裂钻和金刚砂钻两种类型。常用的有 Endo-Z 和 Diamendo。Endo-Z 为锥形长裂钻，长 9mm，顶端无切削作用；Diamendo 为锥形金刚砂钻，顶端为球形，无切削作用

根管治疗常用器械 — 根管预备用器械

（1）光滑髓针。又称棉花针，是由软的回火碳钢制成的锥形针状物，工作端横断面一般为圆形或三角形，分别用于探测根管和缠绕棉捻。标准光滑髓针全长为 52mm，其型号按工作端直径由细至粗分 6 种，即 000、00、0、1、2 和 3。

（2）倒钩髓针。又称拔髓针、神经针，其工作端表面有许多细小倒刺。可除去根管中的棉捻或根髓，其长度和型号与光滑髓针相同。可单独使用或置于髓针柄上使用。

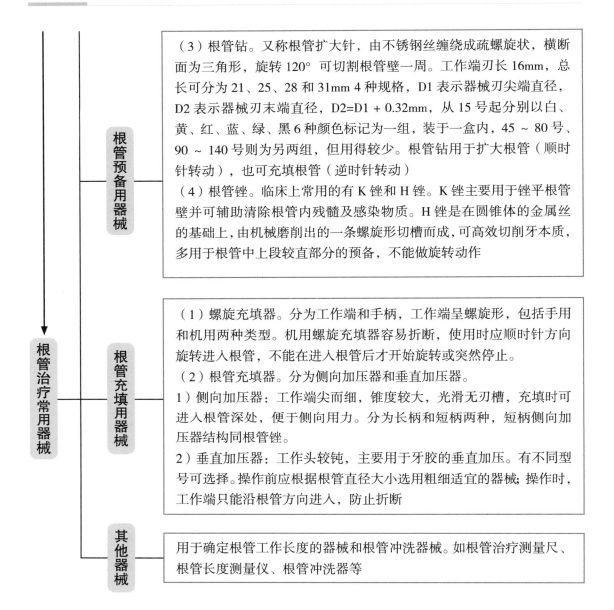

根管治疗常用器械

根管预备用器械

（3）根管钻。又称根管扩大针，由不锈钢丝缠绕成疏螺旋状，横断面为三角形，旋转120°可切割根管壁一周。工作端刃长16mm，总长可分为21、25、28和31mm 4种规格，D1表示器械刃尖端直径，D2表示器械刃末端直径，D2=D1+0.32mm，从15号起分别以白、黄、红、蓝、绿、黑6种颜色标记为一组，装于一盒内，45～80号、90～140号则为另两组，但用得较少。根管钻用于扩大根管（顺时针转动），也可充填根管（逆时针转动）

（4）根管锉。临床上常用的有K锉和H锉。K锉主要用于锉平根管壁并可辅助清除根管内残髓及感染物质。H锉是在圆锥体的金属丝的基础上，由机械磨削出的一条螺旋形切槽而成，可高效切削牙本质，多用于根管中上段较直部分的预备，不能做旋转动作

根管充填用器械

（1）螺旋充填器。分为工作端和手柄，工作端呈螺旋形，包括手用和机用两种类型。机用螺旋充填器容易折断，使用时应顺时针方向旋转进入根管，不能在进入根管后才开始旋转或突然停止。

（2）根管充填器。分为侧向加压器和垂直加压器。

1）侧向加压器：工作端尖而细，锥度较大，光滑无刃槽，充填时可进入根管深处，便于侧向用力。分为长柄和短柄两种，短柄侧向加压器结构同根管锉。

2）垂直加压器：工作头较钝，主要用于牙胶的垂直加压。有不同型号可选择。操作前应根据根管直径大小选用粗细适宜的器械；操作时，工作端只能沿根管方向进入，防止折断

其他器械

用于确定根管工作长度的器械和根管冲洗器械。如根管治疗测量尺、根管长度测量仪、根管冲洗器等

三、注意事项

（1）口镜镜面应保持平整与光亮，避免磨损，不能用高温或高压法消毒，常采用化学法浸泡消毒。

（2）探针与牙科镊子均忌加热烧灼，以免尖端变钝。

（3）挖匙边缘变钝时，可用油石打磨外缘，小石尖由匙内向外缘打磨。

（4）手持器械均可采用高温高压消毒。消毒前应清洗、擦干、打油，避免生锈。为避免生锈，也可用含亚硝酸钠防锈液的消毒液浸泡消毒。

（5）根管治疗器械多采用高温高压消毒。钻针细小，可用钻针盒保存。

（6）器械使用前应检查有无变弯曲、裂纹、螺纹拉长或生锈现象，如有，均应弃之。

相关拓展

超声和声波根管治疗仪器

1. 超声根管治疗仪　超声根管治疗仪由两部分组成，一部分是主体机，由功率调节器、发振回路和注水装置组成；另一部分为手机部分，由发振器、连接装置和超声工作尖组成（图1-1）。超声设备的工作频率为25000～42000Hz。超声根管治疗仪分为磁致伸缩式和压电式两种。临床应用广泛，可用于超声根管冲洗、根管充填、去除根管阻塞物、根尖手术的根尖倒预备、去除根管口钙化物、寻找细小根管等。

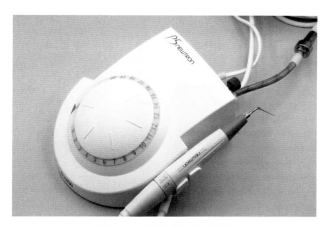

图1-1　超声根管治疗仪

2. 声波根管预备仪　1985年，Tronstad等首先报道将声波器械用于牙髓病治疗，是继超声波器械之后，又一种用于根管预备的振动性器械。声波根管预备仪的工作频率为1400～1500Hz，声波手机搭配的扩大针可以直接深入到达根管的工作长度，在根管预备的同时，对根尖区也起到良好的冲洗效果，有效地去除根管壁玷污层及根管预备时产生的碎屑，目前已逐渐应用于临床。

测试题

一、单选题

1. 检查牙齿松动度选用的器械是（　　）

A. 口镜

B. 镊子

C. 探针

D. 挖匙

E. 以上均可

正确答案：B

答案解析： 镊子用于夹持敷料、取异物和检查牙齿松动度。

2. 检查牙面敏感区选用的器械是（　　）

A. 口镜

B. 镊子

C. 尖探针

D. 牙周探针

E. 挖匙

正确答案：C

答案解析： 尖探针用于检查龋洞、牙齿感觉过敏区，以及探测牙周袋和窦道等；牙周探针为钝头带刻度，用于探测牙周袋的深度。

3. 口腔检查的目的是检查（　　）

A. 牙体组织的患病情况

B. 牙周组织的患病情况

C. 口腔黏膜的患病情况

D. 口腔颌面部的患病情况

E. 口腔和颌面部的患病情况

正确答案：E

答案解析：口腔检查不仅要检查口腔内牙体、牙周及口腔黏膜的患病情况，还包括检查颌面部的患病情况。

二、判断题

1. 口腔一次性器械盒中的探针可以用于探测牙周袋的深度。

正确答案：错

答案解析：口腔一次性器械盒中的探针为尖探针，一端为半圆形，另一端呈三弯形，两端均有锐利的尖端且无刻度，探测牙周袋时应用钝头牙周探针且有刻度。

2. 口腔一次性器械盒中的口镜末端可用于叩诊。

正确答案：错

答案解析：叩诊应用平头金属器械末端叩击牙冠，一次性器械盒中的口镜为塑料制且末端不是平头，故不可用于叩诊。

三、简答题

1. 简述口镜的用途。

答：（1）反映视线不能直达部位的影像，如牙齿的远中面、舌面和上颌牙的𬌗面等。

（2）可反射或聚集光线到检查部位，增加局部照明。必要时可用凹面口镜放大影像。

（3）用于牵拉或推压唇、颊、舌等软组织，以利检查和治疗。

（4）金属口镜的柄端亦可作叩诊之用。

2. 简述牙科尖探针的用途。

答：牙科尖探针两端有不同弯曲，均为锐尖。用途包括：①探测牙面点隙、裂沟及邻面有无龋坏；②探测牙本质暴露区的敏感性；③探测充填体有无悬突、与牙体组织的密合度；④探测牙面菌斑及牙石的数量和分布等。

3. 叙述牙齿松动度常用的记录法。

答：（1）Ⅰ度松动。牙向唇（颊）舌侧方向活动，幅度在1mm以内。

（2）Ⅱ度松动。牙向唇（颊）舌侧方向活动，幅度为1～2mm，且伴有近远中向活动。

（3）Ⅲ度松动。牙向唇（颊）舌侧方向活动，幅度为 2mm 以上，且伴有近远及垂直多方向活动。

实训二

口腔医师的术式、支点与钻针切割硬物练习

扫描二维码，观看操作视频
（本视频内容仅介绍"口腔医师的术式与支点"）

记忆链接

G.V.Black 窝洞分类如下。

（1）Ⅰ类洞。为发生于所有牙面发育点、隙、裂、沟的龋损所备成的窝洞。包括磨牙和前磨牙的𬌗面洞、上前牙腭面洞、下磨牙颊面𬌗2/3 的颊面洞和颊𬌗面洞、上磨牙腭面𬌗2/3 的腭面洞和腭𬌗面洞。

（2）Ⅱ类洞。为发生于后牙邻面的龋损所备成的窝洞。包括磨牙和前磨牙的邻面洞、邻𬌗面洞、邻颊面洞、邻舌面洞和邻𬌗邻洞。

（3）Ⅲ类洞。为发生于前牙邻面未累及切角的龋损所备成的窝洞。包括切牙和尖牙的邻面洞、邻舌面洞和邻唇面洞。

（4）Ⅳ类洞。为发生于前牙邻面并累及切角的龋损所备成的窝洞。包括切牙和尖牙的邻切洞。

（5）Ⅴ类洞。为发生于所有牙的颊（唇）舌面颈1/3 处的龋损所备成的窝洞。

技术操作

一、目的

掌握口腔科医师工作的正确体位和口腔综合实训台的使用方法；掌握手机的握持方法和支点的应用；初步了解用钻针切割硬物的方法。

二、操作规程

器材准备

口腔综合实训台；牙科用手机；各类钻针；预成硬材料块（可以是超硬石膏块、自凝树脂块等材料，尺寸约为 4mm×2mm×1mm 的长方体，其一末端为圆柱状）；铅笔；尺子；橡皮；带刻度的牙周探针

操作方法	口腔综合实训台	（1）介绍仿头模的使用方法。 （2）介绍气动手机和电动手机的正常使用程序，日常维护及保养方法
	体位调节	（1）医师体位。医师坐在医师座椅上，两脚平放于地面，两腿自然分开，大腿下缘和双肩与地面平行，头、颈、腰背部呈自然直立位；前臂弯曲，双肘关节贴近腰部，其高度应与仿头模（患者）口腔高度在同一水平面上。术者的眼睛与患者的口腔应保持适当的距离，一般为 20 ~ 30cm。医师活动的范围，以时钟的钟点号表示应在 7：00 ~ 13：00 点；助手活动范围应在 12：30 ~ 2：30 点。 （2）患者体位。使用综合治疗椅进行操作时，患者一般取仰卧位。调节合适的头托位置，使头部自然放在头托上，与术者的肘部在同一水平。应调节治疗椅背呈水平位或抬高 7° ~ 15°，患者上颌𬌗平面与地面约成 90° 角；头沿矢状位可左右转动
	手机握持方法	（1）手机的握持方法为改良握笔法，即拇指、食指和中指紧握器械柄，用无名指做支点。这种握持法运动幅度宽而准确，适用于精细工作。但在某一狭小部位进行一些精确而用力的工作时，如使用挖匙刮除腐质时，常用右手的中指做支点；有时为了使支点更稳固，可用无名指和中指共同做支点。支点应放在邻近的硬组织上。支点对正确使用器械非常重要。 （2）由于支点支持和限制了器械的运动幅度，可以施用较大的力而不易滑脱损伤邻近组织；有了支点，工作时手指才能感觉灵敏，动作才能精细准确
	洞形制备	（1）洞形的设计要求。 1）预备一个长 5mm、宽 2mm、深 2mm 且两端为弧形的沟，要求线角清楚、底平、侧壁各面相互平行。 2）预备一个长 5mm、宽 2mm、深 2mm 的盒状洞形，要求点线角清楚、底平、壁直。 3）预备一个直径 5mm、深 2mm 的半圆形洞，要求底平、壁直、线角清楚。 4）预备一个边长 5mm、深 2mm 的等边三角形洞，要求各线角清楚。 5）预备一个与 1）相似的沟，并使沟的一端达到预成材料的一个侧面上。 6）预备一个与 2）相似的洞形，并使洞的一端达到预成材料的一个侧面上。

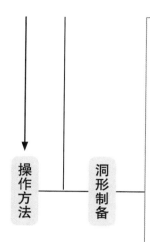

7）预备一个与6）相似的洞形，并在侧面上预备一个深3mm、长2mm的台阶。

8）预备一个与7）相似的洞形，俯视成鸠尾形，鸠尾膨大部宽3mm，峡部宽2mm，在侧面形成梯形，梯形的底边长3mm。注意鸠尾的峡部不应与台阶重叠。

9）在预成材料的弧形面上预备一个长5mm、宽2mm、深1.5mm的沟，沟的两端为弧形，沟底与表面的曲度相一致。

10）在预成材料的弧形面上预备一个长5mm、宽2mm、深1.5mm的似肾形的洞形，上方弯曲，两端为弧形，洞形底面曲度与表面曲度保持一致。

（2）操作步骤。

1）画外形线：设计各种洞形的位置、形态，画外形线。

2）下钻：用裂钻在轮廓线内下钻，注意支点。

3）扩展洞形：按设计好的洞形选用裂钻扩展，钻针方向垂直于表面，洞深要均匀一致。

4）修整洞形：用倒锥钻将洞修整至底平、壁直，点、线角清晰圆钝

三、注意事项

（1）严格按操作规程使用口腔综合实训台。

（2）无论使用何种手机，都要求钻针停转时进出口腔，在钻针转动时出入窝洞。要求右手握持手机，左脚踩脚踏开关。

（3）用手机和钻针切割硬材料时，必须有支点。

相关拓展

医护四手配合

口腔内科诊治过程中，医师与护士需密切配合，要求医师取坐位，患者取平卧位，有至少1名助手与医师配合。

（1）医师与助手应有各自独立、互不干扰的工作区域，以确保工作线路的通畅和密切的相互配合。

（2）医师与助手工作中应始终保持轻松自然、不扭曲的体位进行操作。

（3）助手应尽可能地在靠近口腔的范围内传递器械及材料，使医师的动作局限于肘关节以下的范围内。

（4）助手视平面高出医师视平面 10～15cm，以自然视线能够看清楚患者口内的高度为准。

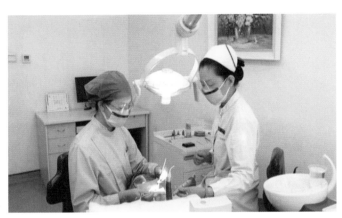

图 2-1　医护四手配合

测试题

一、单选题

1. 使用综合治疗椅检查患者上颌牙时，上颌殆平面与地面所成的角度应为（　　）

A. 10°

B. 20°

C. 30°

D. 45°

E. 90°

正确答案：E

答案解析：使用综合治疗椅检查上颌牙时，应调节治疗椅背呈水平位或抬高7°~15°，患者上颌殆平面与地面约成90°角；头沿矢状位可左右转动。

2. 后牙Ⅱ类洞鸠尾峡部应位于（　　）

A. 洞底轴髓线角靠近中线处

B. 洞底轴髓线角处

C. 洞底轴髓线角靠近边缘处

D. 根据破坏情况酌情处理

E. 颊舌牙尖的任何部位

正确答案：A

答案解析：鸠尾峡的位置应在轴髓线角的内侧，不要备在轴髓线角处。

3. 下列哪项不是增加抗力的措施（　　）

A. 去除无基釉

B. 去除薄壁弱尖

C. 制备倒凹

D. 洞缘线设计为圆缓曲线

E. 制备圆形盒状洞形

正确答案：C

答案解析：制备倒凹属于增加固位，起不到增加抗力的作用。

4. 36 颊沟龋属于（　　）

A. Ⅰ类洞

B. Ⅱ类洞

C. Ⅴ类洞

D. Ⅲ类洞

E. Ⅳ类洞

正确答案：A

答案解析： Ⅰ类洞为发生于所有牙面发育点、隙、裂、沟的龋损所备成的窝洞。包括磨牙和前磨牙的殆面洞、上前牙腭面洞、下磨牙颊面殆 2/3 的颊面洞和颊殆面洞、上磨牙腭面殆 2/3 的腭面洞和腭殆面洞。

5. 窝洞制备的步骤包括：①扩大洞口；②制备外形；③制备抗力形；④去净龋坏；⑤清理完成。正确的顺序为（　　）

A. ①→②→③→④→⑤

B. ①→②→④→③→⑤

C. ①→④→②→③→⑤

D. ①→④→③→②→⑤

E. ④→①→②→③→⑤

正确答案：C

答案解析： 窝洞制备的基本步骤为开扩洞口探查病情、去净龋坏组织、设计和制备洞外形、制备抗力形和固位形，以及检查、修整、清洁窝洞。

6. 改良握笔法一般用（　　）作为支点

A. 拇指

B. 食指

C. 中指

D. 无名指

E. 小拇指

正确答案：D

答案解析： 改良握笔法，即拇指、食指和中指紧握器械柄，用无名指做支点，这种握持法运动幅度宽而准确，适用于精细工作。

二、简答题

1. 简述口腔科医师工作的正确术式。

答：（1）医师体位。医师坐在医师座椅上，两脚平放地面，两腿自然分开，大腿下缘和双肩与地面平行，头、颈、腰背部呈自然直立位；前臂弯曲，双肘关节贴近腰部，其高度应与仿头模（患者）口腔高度在同一水平面上。术者的眼睛与患者的口腔应保持适当的距离，一般为 20 ～ 30cm。医师活动的范围，以时钟的点号表示应在7：00 ～ 13：00 点；助手活动范围应在 12：30 ～ 2：30 点。

（2）患者体位。使用综合治疗椅进行操作时，患者一般取仰卧位。调节合适的头托位置，使头部自然放在头托上，与术者的肘部在同一水平，应调节治疗椅背呈水平位或抬高 7° ～ 15°，患者上颌𬌗平面与地面约成 90° 角；头沿矢状位可左右转动。

2. 简述牙科用手机的握持方法及支点的应用。

答：手机的握持方法为改良握笔法，即拇指、食指和中指紧握器械柄，用无名指做支点，这种握持法运动幅度宽而准确，适用于精细工作，但在某一狭小部位进行一些精确而用力的工作时，如使用挖匙刮除腐质时，常用右手中指做支点；有时为了使支点更稳固，也可用无名指和中指共同做支点。支点应放在邻近的硬组织上。支点对正确使用器械非常重要。由于支点支持和限制了器械的运动幅度，可以施用较大的力而不易滑脱，可避免损伤邻近组织；支点稳固，工作时手指才能感觉灵敏，动作才能精细准确。

实训三

橡皮障隔离术

扫描二维码，观看操作视频

病例导入

患者，男性，25岁，左下后牙肿胀疼痛1周。临床检查及辅助检查后诊断为"36慢性牙髓炎"，拟行根管治疗及树脂粘结修复。请问在治疗过程中应采取哪种措施保证接受治疗的牙齿与口腔有效隔离？

记忆链接

1.橡皮障隔离术原理 利用橡皮布的弹性，打孔后套在牙颈部作为屏障，使接受治疗的牙冠与口腔隔离的一种隔湿方法。

2.橡皮障隔离术所需物品 橡皮布、打孔器、橡皮障夹、橡皮障夹钳、橡皮障支架、橡皮障固定楔线、润滑剂、牙线、封闭剂、剪刀、尺子、开口器等物品（图3-1）。

扫描二维码，观看操作视频

（1）橡皮布。橡皮布多呈方形，有很多种类，大小、厚度、颜色各不相同。大小有12.5cm×12.5cm和15cm×15cm两种尺寸；厚度0.15～0.35mm不等，分薄、中、厚、超厚和特厚型；颜色有黑、绿、黄、灰、蓝等多种颜色。

（2）打孔器。有简易打孔器和带转盘打孔器两种，供打孔使用。临床多使用带转盘打孔器，其工作端转盘上有5个孔，直径0.5～2mm不等，应按牙齿大

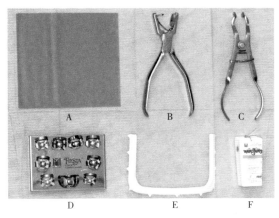

图 3-1 橡皮障隔离术专用物品
A.橡皮布；B.打孔器；C.橡皮障夹钳；D.橡皮障夹；E.橡皮障支架；F.固定楔线

小选择打孔的大小。

（3）橡皮障夹。橡皮障夹用于将橡皮布固定到牙齿上，有翼或无翼，临床治疗中多选用有翼型。按适用牙位可分为前牙、前磨牙和磨牙3种类型。

扫描二维码，观看
操作视频

（4）橡皮障夹钳。橡皮障夹钳用于安放、调整、拆卸橡皮障夹。

（5）橡皮障支架。橡皮障支架用于将橡皮布的游离部分在口外撑开。

（6）橡皮障固定楔线。固定楔线用于帮助橡皮障固位。

3. 橡皮障隔离术的优点

（1）隔湿。隔绝唾液、龈沟液及血液的污染，使术区视野干燥、清楚。

（2）隔离感染。橡皮障是无菌操作时的必需装置。

（3）安全保护作用。避免手机划伤软组织；避免刺激性冲洗液腐蚀软组织；避免手术器械、切削的牙体组织碎屑及修复材料等误吸或误吞入气管或食管；隔离血液和唾液的飞溅，防止交叉感染。

（4）提高工作效率。用橡皮障隔离术要求四手操作，可缩短治疗时间。

技术操作

一、目的

隔离患牙、有效隔湿、隔离感染以保证无菌操作并防止交叉感染。

二、操作规程

患者评估

评估患者全身状况和口腔状况。患者全身情况较差，尤其是老年患者或有精神疾病的患者，可考虑不行橡皮障隔离术，采取其他辅助隔湿方法

术前准备

（1）护士准备。护士手消毒，戴无菌手套，橡皮障隔离术所需物品准备。
（2）患者准备。配合护士调整好体位、戴胸巾。
（3）医师准备。医师手消毒，戴无菌手套，向患者解释橡皮障隔离术的必要性

操作方法

安装前的准备

（1）确定需要治疗牙齿的牙位和数目。

（2）根据治疗需要确定所需隔离牙齿的牙位和数目。

　　1）牙髓治疗、窝沟封闭或单颗牙粭面洞充填，一般只需要隔离患牙。

　　2）后牙邻粭面洞的充填修复，隔离患牙和相邻牙。

　　3）前牙区或乳牙，为了视野清楚和增加固位，可隔离多个牙。

（3）选择合适的橡皮障夹。初学者可用牙线结扎橡皮障夹以防橡皮障夹脱落造成误吞。

（4）去除患牙周围的牙石，消除牙龈炎症，以形成良好的封闭。

（5）去除有渗漏或锐尖的充填体，修整充填体悬突。

（6）缺损面积大的牙齿，需完成假壁的制作或安放带环。

（7）操作中可能会触痛牙龈，应考虑局部浸润麻醉。

（8）用开口器撑开上下牙列

橡皮障的安装

（1）选择橡皮布。牙髓治疗多选择不易撕裂的中型或厚型橡皮布。橡皮布的面积大小要能完全盖住口腔，上缘不要盖住鼻孔，下缘达颏下部。安放橡皮障常规将橡皮布暗面朝向术者，减少炫光，减轻术者视觉疲劳。

（2）打孔。根据所需隔离的牙位，确定打孔的位置。首先标出垂直中线和水平线，将橡皮布分为四个象限，列出常规上下颌牙弓位，确定患牙所在位置并做好标记。

扫描二维码，观看
操作视频

1）打孔的范围。上颌牙约在橡皮布上缘以下 2.5cm，由正中按牙位向下、向外略成弧形。下颌牙约在橡皮布下缘以上 5cm，由正中按牙位向上、向外略成弧形。

2）打孔的大小。打孔器工作端转盘上的孔直径为 0.5 ～ 2mm 不等，应按牙齿大小选择打孔的大小，边缘要整齐。

3）孔间距离。取决于牙间隙的宽窄，一般间隔 2 ～ 3mm 为宜。

4）打孔的数目。按牙位、治疗的牙数和龋坏的部位决定打孔的数目。例如，治疗咬合面洞打 1 个孔；治疗 Ⅱ 类洞或 2 颗患牙要打 2 ～ 3 个孔；治疗 2 颗以上患牙，则要比治疗牙数多打 1 ～ 2 个孔；前牙易滑脱，有时治疗一颗牙需打 3 个或 3 个以上孔。

（3）涂润滑剂。将橡皮布对着牙齿的一面在打孔区周围涂一层润滑剂，同时在患者的口角处也涂润滑剂。

（4）安装橡皮障。

1）方法一：翼法（图 3-2）。先将已打好孔

扫描二维码，观看
操作视频

的橡皮布的孔撑开套在合适的橡皮障夹上，露出橡皮障夹体部；然后用橡皮障夹钳撑开橡皮障夹，连同橡皮布一起固定在牙颈部，再用钝头器械（如水门汀充填器的扁铲端）将两翼上方的橡皮布翻下套入牙颈部；最后用橡皮障支架将橡皮布游离部分在口外撑开即可。橡皮障夹的喙应位于牙齿的外形高点下方，与牙齿四点接触，否则橡皮障夹容易转动和滑脱。此法口内操作时间短，最为常用。

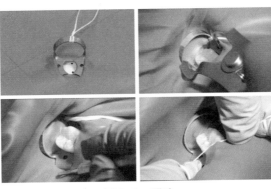

图 3-2　翼法

2）方法二：橡皮布优先法（图 3-3）。双手撑开橡皮布，按打孔部位套入牙齿并推向牙颈部，邻面不易滑入时，可用牙线帮助橡皮布通过接触点；若有 2 颗以上的牙，应将对应孔从远中向近中一一套入。然后选择合适的橡皮障夹，用橡皮障夹钳将橡皮障夹固定到牙颈部。注意不要伤及牙龈，并将夹的体部远离术区。最后用橡皮障支架将橡皮布游离部分在口外撑开即可。此法多适用于需要隔离多颗前牙时，也可以不用橡皮障夹，而用牙线或固定楔线固定。

扫描二维码，观看操作视频

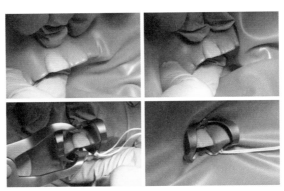

图 3-3　橡皮布优先法

操作方法

橡皮障的安装

3）方法三：弓法（图3-4）。将打好孔的橡皮布撑开，套入合适的橡皮障夹的弓部，翻转橡皮布，露出橡皮障夹，用夹钳撑开橡皮障夹，直视下固定在隔离牙的颈部，然后用水门汀充填器的扁铲端将橡皮布拉下套入隔离牙的颈部，最后用支架撑开橡皮布。

扫描二维码，观看操作视频

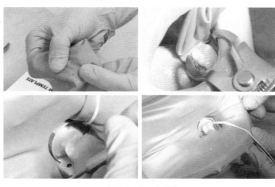

图3-4　弓法

4）方法四：橡皮障夹优先法（图3-5）。多适用于无翼的橡皮障夹，先将橡皮障夹固定在牙颈部，再将打好孔的橡皮布撑开，从橡皮障夹的弓部套入，用水门汀充填器的扁铲端将橡皮布翻下，使之紧贴于牙颈部，邻面用牙线帮助橡皮布通过接触点，最后用支架撑开橡皮布。

扫描二维码，观看操作视频

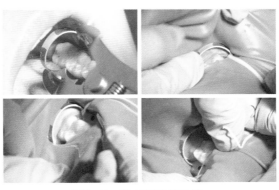

图3-5　橡皮障夹优先法

操作方法

橡皮障的安装

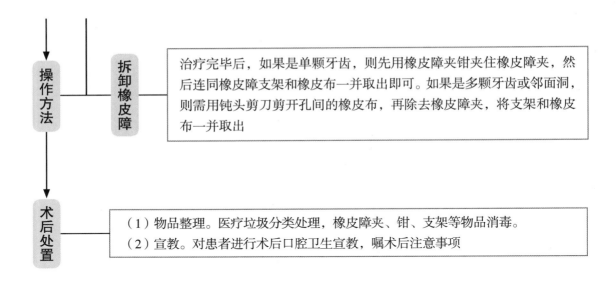

三、注意事项

（1）需要麻醉后治疗的患牙要在安装橡皮障前麻醉。

（2）安装橡皮障时避免损伤牙龈。

（3）防止渗漏，可用水门汀、牙周塞治剂或流动树脂进行封闭。

（4）牙体大部分缺损时，需要预先修复部分牙体组织，以便于安装橡皮障。

（5）隔离带有烤瓷或全瓷冠的患牙，放置橡皮障夹时喙部应位于冠边缘的龈方。

（6）隔离固定桥，可以将固定桥作为一个整体，在橡皮布上打一个大孔，然后用邻牙固定。

（7）对于全身情况较差的患者，如老年患者或有精神疾病的患者，要随时观察全身情况的变化和患者的反应，部分患者不宜安装橡皮障。

相关拓展

除了传统的橡皮障隔离技术，还有不需要使用橡皮障夹的三维立体橡皮障（OptraDamPlus™、OptiDam™）（图3-6）以及唾液隔离器（图3-7）等隔离技术。

（1）三维立体橡皮障。无需更多的附属器械，如橡皮障支架，甚至可以不用橡皮障夹及打孔器，可直接用固定楔线或牙线辅助固位。它可以在治疗过程中轻易获得一个无菌干燥的手术视野。其特点包括：一个人即可操作，方便快捷；内外双环的橡皮膜专利设计可充分暴露手术视野，干燥术区，并隔离口腔的唾液环境；三维立体的设计，极大地提高患者的舒适度。

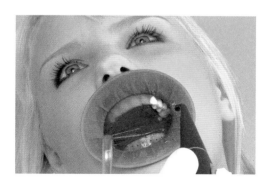

图 3-6　OptraDam® Plus 三维立体橡皮障

（2）唾液隔离器。Dr.Thomas R.Hirs 为了解决口内操作时由灯光形成的阴影而发明的一种隔离装置，它同时具有口内照明和类似橡皮障的隔离唾液的功能。研究显示：在儿童窝沟封闭治疗中应用唾液隔离器隔湿，与橡皮障隔湿相比，椅旁操作时间显著缩短，患者舒适度显著提高，提示唾液隔离器可以作为橡皮障隔湿的一项替代技术。

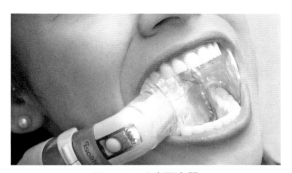

图 3-7　唾液隔离器

测试题

一、单选题

1. 安装橡皮障前的准备工作不包括（　　）

A. 涂润滑剂

B. 去除有渗漏或锐尖的充填体，修整充填体悬突

C. 操作中可能会触痛牙龈，应考虑局部牙龈浸润麻醉

D. 缺损面积大的牙齿，需完成假壁的制作或安放正畸带环

E. 去除患牙周围的牙石，消除牙龈炎症，以形成良好的封闭

正确答案：A

答案解析： A选项是安装橡皮障时的步骤之一，BCDE均是安装橡皮障前的准备事项。

2. 什么情况下不宜使用橡皮障（　　）

A. 根管治疗

B. 儿童牙科

C. 树脂粘结修复

D. 固定义齿修复

E. 老年患者或精神疾病患者，无法配合长时间张口

正确答案： E

答案解析： 对于全身情况较差的患者，如老年患者或有精神疾病的患者，要随时观察全身情况的变化和患者的反应，部分患者不宜安装橡皮障。

3. 橡皮布上打孔的范围（　　）

A. 上颌牙约在橡皮布上缘以下2.5cm，由正中按牙位向下、向外略成弧形。下颌牙约在橡皮布下缘以上5cm，由正中按牙位向上、向外略成弧形

B. 上颌牙约在橡皮布上缘以下2.5cm，由正中按牙位向上、向内略成弧形。下颌牙约在橡皮布下缘以上5cm，由正中按牙位向上、向外略成弧形

C. 上颌牙约在橡皮布上缘以下2.5cm，由正中按牙位向下、向外略成弧形。下颌牙约在橡皮布下缘以上5cm，由正中按牙位向下、向内略成弧形

D. 上颌牙约在橡皮布上缘以下5cm，由正中按牙位向下、向外略成弧形。下颌牙

约在橡皮布下缘以上 2.5cm，由正中按牙位向上、向外略成弧形

　　E. 上颌牙约在橡皮布上缘以下 5cm，由正中按牙位向上、向外略成弧形。下颌牙约在橡皮布下缘以上 2.5cm，由正中按牙位向下、向外略成弧形

　　正确答案： A

　　答案解析： 识记。

4. 橡皮布上打孔的间距，说法正确的是（　　）

　　A. 取决于患牙的大小

　　B. 取决于患牙的形态

　　C. 取决于患牙所在牙弓的位置

　　D. 取决于牙间隙的宽窄，一般间隔 1mm 为宜

　　E. 取决于牙间隙的宽窄，一般间隔 2 ~ 3mm 为宜

　　正确答案： E

　　答案解析： 识记。

二、多选题

1. 牙髓治疗常规选择橡皮布的厚度为（　　）

　　A. 薄型

　　B. 中型

　　C. 厚型

　　D. 超厚型

　　E. 特厚型

　　正确答案： BC

　　答案解析： 牙髓治疗多选择不易撕裂的中型或厚型。

2. 使用橡皮障的优点（　　）

　　A. 隔湿

　　B. 隔离感染

　　C. 安全保护作用

　　D. 提高工作效率

E. 使术区视野干燥清楚

正确答案：ABCDE

答案解析： 识记。

3. 橡皮障隔离术的注意事项（　　）

A. 安放橡皮障时避免损伤牙龈

B. 需要麻醉后治疗的患牙要在安放橡皮障前麻醉

C. 防止渗漏，可用水门汀、牙周塞治剂或流体树脂进行封闭

D. 牙体大部分缺损时，需要预先修复部分牙体组织，以便于安放橡皮障

E. 隔离带有烤瓷或全瓷冠的患牙，放置橡皮障夹时喙部应位于冠边缘的龈方

正确答案：ABCDE

答案解析： 识记。

三、简答题

1. 简述橡皮障隔离术原理。

答：橡皮障隔离术是利用橡皮布的弹性，打孔后套在牙颈部作为屏障，使接受治疗的牙冠与口腔隔离的一种隔湿方法。

2. 橡皮障隔离术的专用物品有哪些？

答：橡皮布、打孔器、橡皮障夹、橡皮障夹钳、橡皮障支架、橡皮障固定楔线。

3. 简述翼法安装橡皮障的步骤。

答：先将已打好孔的橡皮布的孔撑开套在合适的橡皮障夹上，露出橡皮障夹体部；然后用橡皮障夹钳撑开橡皮障夹，连同橡皮布一起固定在牙颈部，再用钝头器械（如水门汀充填器的扁铲端）将两翼上方的橡皮布翻下套入牙颈部；最后用橡皮障支架将橡皮布游离部分在口外撑开即可。橡皮障夹的喙应位于牙齿的外形高点下方，与牙齿四点接触，否则橡皮障夹容易转动和滑脱。此法口内操作时间短，最为常用。

4. 橡皮障安装的常用方法有哪些？

答：翼法、弓法、橡皮布优先法、橡皮障夹优先法。

实训四

窝洞的结构、分类及石膏牙备洞

病例导入

患者，男性，26岁，口内多颗牙龋坏，食物嵌塞，冷热刺激敏感1个月。结合病史及临床检查，诊断为"11、46中龋，44楔状缺损，16深龋"，拟行"11、46、44、16充填术"。请问应如何根据患牙不同情况，进行牙体充填术前不同类型窝洞的洞形设计？

记忆链接

1. 窝洞的结构（图4-1）

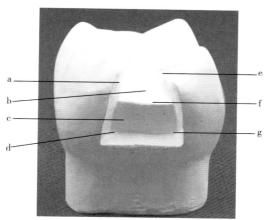

图4-1　窝洞的结构示意图
a- 颊壁；b- 髓壁；c- 轴壁；d- 龈壁；e- 轴髓线角；
f- 舌轴龈点角；g- 洞缘

窝洞均由洞壁、洞角和洞缘组成，洞壁分为侧壁和髓壁。

（1）侧壁。是指与牙面垂直的洞壁。

（2）髓壁。是指与侧壁垂直、位于洞底覆盖牙髓的洞壁。与牙长轴平行的髓壁又称轴壁。

（3）洞角。是指洞壁相交形成的角，分线角和点角。两壁相交构成线角，三壁相交构成点角。

（4）洞缘。窝洞侧壁与牙面相交形成的边缘，即洞缘。

2.窝洞的分类

（1）G.V.Black 分类详见"实训二"。

（2）根据窝洞涉及的牙面数将窝洞分为单面洞、双面洞和复杂洞。

技术操作

一、目的

（1）掌握窝洞的结构、分类和命名，以及窝洞制备的原则和步骤。

（2）在石膏牙上备洞，掌握 G.V.Black 各类洞形的结构特点。

二、操作规程

| 操作方法 | 物品准备 | 各类龋损牙标本、模型及挂图；不同牙位的放大数倍的石膏牙；雕刻刀；铅笔；带刻度的牙周探针；游标卡尺 |
| | | 扫描二维码，观看操作视频 |

备洞前准备
（1）画线。根据洞形设计要求，在石膏牙上用铅笔画出窝洞的外形线。
（2）计算深度。根据所用石膏牙的放大倍数，计算出各类洞形各部分应取的深度和宽度

洞形制备
（1）体位。石膏牙𬌗面向上，平放于操作台上。
（2）执刀。以执笔式持雕刻刀。
（3）雕刻。垂直于𬌗面在外形线内下刀，到达要求的深度后，形成洞壁和洞底。复面洞从边缘嵴下刀，先做邻面洞，再做𬌗面鸠尾洞形。
以下为基于机械固位要求为主的银汞合金充填修复各类洞形制备要点。
（1）Ⅰ类洞。底平、壁直的盒状洞形，点、线角清楚，牙尖下方做倒凹形固位，窝洞应包

扫描二维码，观看操作视频

括咬合面上的全部窝沟、点隙（预防性扩展的原则），避开牙尖和嵴。洞缘角为直角，外形线要圆缓。

（2）Ⅱ类洞。邻面洞形为龂向略小于龈向的梯形。龈壁与髓壁平行；颊舌侧壁洞缘位于自洁区，洞缘角接近直角。颊、舌轴壁略向中线聚合，轴壁与牙长轴平行。咬合面洞形为鸠尾形。邻面洞向咬合面扩展，包括窝沟在内形成鸠尾洞形的膨大部。在颊舌尖之间缩窄，形成鸠尾峡部，鸠尾峡部宽度为颊舌牙尖间距的 1/4 ～ 1/3。鸠尾峡部与轴髓线角不能重叠，轴髓线角应圆钝。各点、线角要求清楚。洞底应达釉牙本质界下 0.5mm，前磨牙龂面洞深为 1.5 ～ 2.0mm，磨牙为 2.0 ～ 2.5mm；龈壁宽度前磨牙为 0.8 ～ 1.0mm，磨牙为 1.0 ～ 1.5mm。

扫描二维码，观看
操作视频

（3）Ⅲ类洞。邻面洞形呈唇方略大于舌方的梯形。唇壁与唇向平行，切壁、龈壁略向舌侧聚拢，邻面轴壁与牙齿邻面平行。舌（腭）面洞形为鸠尾形，位于舌面窝内舌隆突切方，不过舌侧中线；鸠尾峡部位于边缘嵴内，宽度为邻面切龈向宽度的 1/3。切壁不超过牙齿舌面的中 1/3，龈壁不损伤舌隆突。龈壁、唇壁、切壁与邻面轴壁垂直，点、线角清楚。洞底应达釉牙本质界下 0.5mm；邻面唇壁约宽 1mm，舌面鸠尾深度约为 1mm。

扫描二维码，观看
操作视频

（4）Ⅴ类洞。前牙制备为半圆形，前磨牙和磨牙制备为肾形，位于牙齿颊面或舌面的龈 1/3 处，切壁止于牙面颈 1/3 与中 1/3 交界处，龈壁近龈缘，近远中壁止于轴面角处，洞底（髓壁）为一弧形平面，其弧度与牙齿唇（颊）或舌面弧度一致，洞壁与洞底垂直，线角清楚。洞底应达釉牙本质界下 0.5mm，洞深约 1mm

扫描二维码，观看
操作视频

操作方法

洞形制备

考点提示：
各类洞形制备的操作要点

检查并修整

（1）使洞缘刚好在外形线上，外形线为圆缓曲线。

（2）底平、壁直，点、线角清楚。

（3）窝洞在咬合面应包括所有的窝沟，在邻面应达到自洁区，同时尽量保留牙尖、边缘嵴及斜嵴。邻面洞的颊、舌侧洞缘角为直角，略向中线聚拢。鸠尾峡部的比例恰当，宽度在磨牙为颊舌牙尖间距的 1/4 ～ 1/3，在前牙，鸠尾峡宽度为邻面洞舌方宽度的 1/3 ～ 1/2

考点提示：
窝洞制备的基本原则

三、注意事项

（1）雕刻刀应在外形线内下刀，以免扩大洞形。

（2）用合适的支点，将石膏块状"雕下"，不要呈粉末状"刮下"。

（3）勿损伤洞缘的牙面。

（4）窝洞内的石膏粉末只能用气枪吹或用毛刷刷掉，不能用嘴吹。

（5）洞缘不能超过外形线。深度按石膏牙和离体牙比例而定，不得大于或小于规定深度。

相关拓展

1. **预防性扩展的选择性应用** 𬌗面窝沟龋制备Ⅰ类洞时，仅需去净腐质，制备盒状洞形。以往制备包括全部发育沟在内的窝洞，极大削弱了牙齿的强度。如果遇到发育沟着色深、可疑龋或者龋易感者时，可以在窝洞充填的同时行窝沟封闭术。如果龋坏已累及全部窝沟，则应将全部发育沟包括在洞形内。

2. **制备邻面洞的大小主要取决于龋坏的范围** 对于仅破坏了边缘嵴且范围较小的邻面洞，为了保存更多的健康牙体组织，可不在𬌗面制备鸠尾固位形。但为了防止充填体水平向脱位，可在邻面洞的颊轴线角和舌轴线角处制作两个相互对抗的固位沟来加强固位。

测试题

一、单选题

1. G.V.Black 窝洞分类的依据是 （ ）

A. 窝洞所在的部位

B. 牙齿的解剖形态

C. 龋损发生的部位

D. 不同的牙位功能

E. 充填材料的性质

正确答案： C

答案解析： 窝洞分类方法比较多，目前国际上普遍采用的窝洞分类法是 G.V.Black 分类，是按龋损发生的部位来分类的。

2. 下列龋损制备的洞形中，前牙切角缺损属于（ ）

A. Ⅰ类洞

B. Ⅱ类洞

C. Ⅲ类洞

D. Ⅳ类洞

E. Ⅴ类洞

正确答案： D

答案解析： 前牙邻面累及切角的龋损所制备的窝洞为Ⅳ类洞。

3. Ⅲ类洞制备的要求如下，除外（ ）

A. 龋损如果近舌侧从舌侧入口

B. 前牙多在舌面做鸠尾固位形

C. 舌面洞应该以舌隆突为中心

D. 邻面和舌面洞阶梯线角圆钝

E. 舌面洞大小与邻面破坏范围相应

正确答案： C

答案解析： 前牙邻面缺损范围大，舌侧壁较薄者，一般应备成邻舌面洞。舌面洞需在舌面制备鸠尾，鸠尾位于舌隆突的切方，一般不超过中线。

4. 盒状洞形的要求中下列哪项是不正确的（　　）

A. 底平

B. 壁直

C. 点、线角锐利

D. 洞侧壁与洞底相垂直

E. 殆面洞各侧壁与牙长轴平行

正确答案：C

答案解析： 标准盒状洞形的点、线角应清晰圆钝。

6. 窝洞制备时，对抗力形的要求，错误的是（　　）

A. 去除薄壁弱尖

B. 洞缘曲线圆钝

C. 盒状洞形：底平，壁直

D. 复面洞阶梯的龈壁为向龈方的斜面

E. 洞的深度达到釉牙本质界下 0.5mm

正确答案：D

答案解析： 复面洞阶梯的龈壁应平行于龈缘。

7. V 类洞制备要点如下，除外（　　）

A. 洞形约呈肾形，深度均匀

B. 龈壁与龈缘平行，呈圆弧形

C. 近远中壁尽量在轴角以内

D. 洞壁与洞底垂直，线角清晰

E. 倒凹固位制备于近中轴线角和（或）远中轴线角处

正确答案：E

答案解析： V 类洞应在殆轴线角与龈轴线角处制备倒凹。

8. Ⅱ 类洞的咬合面窝洞制备要点如下，除外（　　）

A. 鸠尾外形线呈圆缓曲线

B. 底平、壁直，点线角清晰圆钝

C. 洞底应建立在牙本质层

D. 鸠尾峡位于颊尖任意处

E. 鸠尾外形应顺窝沟扩展

正确答案：D

答案解析：鸠尾峡应位于颊舌尖之间，在轴髓线角的内侧。

二、名词解释

1. 抗力形　抗力形是指使充填体和余留牙体组织能承受咬合力而不会折裂的形状。

2. 固位形　固位形是使充填体能保留于洞内，承受咬合力不移位、不脱落的特定形状。

三、判断题

1. 盒状洞形要求底平、壁直，洞侧壁与洞底相垂直，各侧壁与牙长轴平行，点、线角锐利。

正确答案：错

答案解析：盒状洞形要求底平、壁直，洞侧壁与洞底相垂直，𬌗面洞各侧壁与牙长轴平行，轴面洞各侧壁与牙长轴垂直，点、线角清晰圆钝。

2. 窝洞抗力形制备要求底平、壁直的盒状洞形，点、线角清晰圆钝，窝洞应有一定的深度，应去除悬空的牙釉质，洞缘线应呈圆缓曲线。

正确答案：对

答案解析：符合窝洞抗力形制备要求。

四、简答题

1. 简述窝洞制备的基本原则。

答：（1）去净龋坏组织。

（2）保护牙髓组织。

（3）尽量保留健康牙体组织。

（4）制备抗力形。

（5）制备固位形。

2. 简述窝洞制备的基本步骤。

答：（1）扩大开口进入龋洞。

（2）去净龋坏组织。

（3）制备洞外形。

（4）制备固位形和抗力形。

（5）检查、修整和清洁窝洞。

实训五

仿头模上合成树脂标准牙窝洞制备

病例导入

患者，男性，26 岁，口内多颗牙有龋坏，食物嵌塞，冷热刺激敏感 1 个月。结合病史及临床检查诊断为"11、46 中龋，24 楔状缺损，16 深龋"，拟行"11、46、24、16 充填术"。请根据患牙不同情况，在仿头模上进行牙体修复前窝洞制备的模拟训练。

记忆链接

1. 医师及患者的体位调节

（1）医师体位。原则上医师取坐位。两脚平放地面，两腿自然分开，大腿下缘和双肩与地面平行，头、颈、胸、背、腰部呈自然直立位；前臂弯曲，双肘关节贴近腰部，其高度应与仿头模（患者）口腔高度在同一水平面上。术者的视线与患者的口腔应保持适当的距离，一般为 20 ~ 30cm。医师活动的范围以时钟的点号表示应在 7∶00 ~ 13∶00 点。

（2）患者体位。半卧位或平卧位。调节仿头模位置，使之与术者的肘部在同一水平，沿矢状位可左右移动。治疗上颌牙时，使上颌𬌗平面与地面成 90° 角。治疗下颌牙时，使下颌𬌗平面与地面尽可能平行。

2. 手机和口镜的握法及支点的应用

（1）手机。牙体牙髓科治疗时常使用握笔式握持手机。在操作时，必须有支点。一般用无名指做支点。有时为了使支点更稳固，可用无名指和中指共同做支点。支点应放在邻近的硬组织上。支点对正确使用器械非常重要。由于支点支持和限制了器械的运动幅度，可以施用较大的力而不易滑脱损伤邻近组织。有了支点，工作时手指才能感觉灵敏，动作才能精细准确。

（2）口镜。左手用拇、食指和中指握持口镜柄距柄端 1 ~ 2cm 处，中指在口镜柄的前方，用左手无名指或手掌尺侧轻支在患者的面颊部作为支点。口镜可以在口腔内前后左右移动和转动。医师从口镜内可以看清楚上颌牙的各个部位而保持头颈部的基本直立。

技术操作

一、目的

（1）通过在仿头模合成树脂标准牙上制备洞形，掌握各类窝洞的制备原则和方法。

（2）进一步掌握口腔医师的体位、术式、支点及器械的使用。

二、操作规程

物品准备		牙科临床模拟实习系统；仿头模；合成树脂标准牙；高速手机；低速手机；各类钻针；口腔检查器械（口镜、探针、镊子）

操作方法

设计洞形

（1）下颌磨牙Ⅰ类洞。用铅笔在𬌗面设计洞形，窝洞大小和范围可根据病变范围确定，外形线须避让牙尖和嵴，顺沟裂扩展并呈圆缓的曲线。

（2）上颌磨牙Ⅱ类洞。用铅笔设计洞形，邻面应呈一个龈方大于𬌗方的倒梯形，先备邻面部分，𬌗面部分的大小由邻面龋损范围决定，洞外形呈鸠尾形。

（3）上颌前牙Ⅲ类洞。用铅笔在前牙邻面和舌（腭）面画出Ⅲ类洞洞形。单面洞多设计为与前牙邻面相似的底向根方的三角形盒状洞。邻舌（腭）洞邻面部分设计为唇侧大于舌（腭）侧的梯形，舌（腭）面设计为鸠尾形。（本实训以上颌中切牙Ⅲ类洞为例）

（4）V类洞。用铅笔设计洞形，为单面洞，制洞时以固位形和外形为重点。多在颊面，无须扩大洞形。前磨牙和磨牙制备成肾形，前牙备成半圆形

调整位置

（1）下颌磨牙Ⅰ类洞。调节仿头模模型使下颌与地面平行，高度平齐肘关节，操作者位于右前方。

（2）上颌磨牙Ⅱ类洞。调节仿头模模型使上颌牙与地面成60°～90°，高度平肘关节，操作者在右后方，左手持口镜，右手握笔式持手机，选好支点，调节口镜的角度，在口镜下操作。

（3）前牙Ⅲ类洞。调整仿头模模型使上牙张开时与地平面成60°～90°。操作者位于右后方，右手握笔式持手机，支点在上颌右侧尖牙及双尖牙区。左手持口镜，放于上切牙腭侧，调节口镜角度，反映出上切牙腭面。

（4）V类洞。调节仿头模模型使上颌牙与地面成60°～90°，高度平肘关节，操作者在右后方，左手持口镜，右手握笔式持手机，选好支点，调节口镜的角度，在口镜下操作

操作方法

制备洞形

（1）下颌磨牙Ⅰ类洞。用高速手机、锋利的裂钻磨去中央窝的牙釉质，达到釉牙本质界下0.2～0.5mm，保持此深度顺沟裂扩展，避让尖嵴，向四周推移，直至形成盒状洞形，术中应保持钻针长轴垂直于洞底，一次形成洞深度和垂直于洞底的侧壁，洞深1.5～2.0mm。

（2）上颌磨牙Ⅱ类洞。先制备邻面洞形再制备𬌗面洞形。

1）制备邻面洞形：用裂钻或球钻在咬合面边缘嵴的内侧钻入邻面，并向颊舌向扩展，向龈向加深。保持钻针与牙面平行并略向中线聚合，使邻面形成一个龈方大于𬌗方的倒梯形盒状，龈壁宽1.5mm。

2）制备𬌗面洞形：用裂钻或倒锥钻从邻面釉牙本质界下0.2～0.5mm处，近中边缘嵴处中份向中央窝扩展，形成鸠尾，鸠尾峡应做在髓壁上方，宽度为颊舌尖之间宽度的1/4～1/3，髓壁与轴壁垂直而与龈壁平行形成阶梯。深度应为1.5～2mm。

（3）上颌前牙Ⅲ类洞。先制备邻面洞形再制备腭面洞形。

1）制备邻面洞形：用裂钻或球钻在上颌中切牙舌侧边缘嵴的内侧钻入邻面，向切龈方向扩展，并向唇面加深，使唇壁与唇面平行，龈壁与切壁向腭侧稍聚拢，洞侧壁与轴壁垂直。形成唇壁略长于切壁的梯形，洞深1～1.5mm。

2）制备腭面洞形：用裂钻或倒锥钻，从邻面釉牙本质界下向腭面中线扩展，在舌面窝制备鸠尾。鸠尾峡在边缘嵴内侧，宽度为邻面舌方宽度的1/3～1/2。注意勿损伤舌隆突，切缘在牙齿腭面的中1/3以内。

（4）Ⅴ类洞。用裂钻从牙唇颊面颈1/3部位进钻，钻至釉牙本质界下0.2～0.5mm，沿牙颈线的曲度向近远中方向扩展，形成近远中洞壁。扩展时保持钻针深度，使龈壁呈适应颈部曲线的圆弧状。龈壁的牙釉质壁向牙颈部微倾斜，以顺应釉柱方向。轴壁凸，与牙冠表面弧度一致。近远中壁的釉质壁向洞口微敞开，牙本质壁与洞底垂直，洞深1～1.5mm

修整洞形

（1）下颌磨牙Ⅰ类洞。用探针检查窝洞，用平头裂钻修整洞壁，使之直而光滑，且与洞底垂直。洞缘处不应有悬突，用倒锥钻修平洞底，达到盒状洞形设计要求，在牙尖下、洞底侧、髓线角处做倒凹。

（2）上颌磨牙Ⅱ类洞。用裂钻和小倒锥钻修整洞壁，使点、线角清晰而圆钝，轴壁与邻面平行，与髓壁垂直，轴髓线角圆钝。

（3）上颌前牙Ⅲ类洞。注意邻面洞的梯形，腭面洞形的洞缘不过中线，切缘在牙齿舌面的中1/3以内。洞缘角为直角，侧壁垂直于轴、髓壁，点、线角应圆钝。

（4）Ⅴ类洞。用倒锥钻修整洞底，使洞底与所在牙面的弧度一致。洞壁与洞底垂直，洞缘外形呈弧状，点、线角清晰而圆钝

三、注意事项

（1）制备窝洞过程中，要采用正确的体位、术式和支点。

（2）遵循窝洞制备的原则，尽量避免切割健康牙体组织。

相关拓展

复合树脂修复因其固位原理与银汞合金充填术不同，窝洞制备有以下特点。

（1）外形保守，较少扩展。

（2）轴壁和髓壁的深度根据病损深度而定，没有统一深度。

（3）需要预备釉质斜面。

（4）可使用金刚砂钻，预备后的洞壁较粗糙。

测试题

一、单选题

1. 咬合面Ⅰ类洞银汞合金充填术的窝洞制备要点之一为（　　）

A. 洞外形可以不呈圆缓曲线

B. 洞深度不必达釉牙本质界

C. 窝洞侧壁应与髓壁呈钝角

D. 窝洞侧壁应与髓壁呈锐角

E. 洞面角呈直角，无短斜面

正确答案： E

答案解析： 银汞合金充填术的窝洞制备要求洞外形线为圆缓曲线，深度需达釉牙本质界下 0.2 ～ 0.5mm，窝洞侧壁与髓壁垂直。

2. Ⅲ类洞制备的要求如下，除外（　　）

A. 轴髓线角圆钝

B. 龋损如果近舌侧，从舌侧入口

C. 前牙多在舌面做鸠尾固位形

D. 舌面洞应该以舌隆突为中心

E. 舌面洞大小与邻面破坏范围相适应

正确答案： D

答案解析： Ⅲ类洞应该在舌面窝制备鸠尾，位于舌隆突上方，舌面洞龈壁不损伤舌隆突。

3. 抗力形窝洞的制备要求如下，除外（　　）

A. 底平、壁直的盒状洞形

B. 点、线角清晰锐利

C. 窝洞应有一定的深度

D. 应去除悬空的牙釉质

E. 洞缘线应呈圆缓曲线

正确答案： B

答案解析：窝洞制备要求点、线角清晰圆钝，以利于修复材料的充填及增强修复体和剩余牙体组织的抗力。

4.充填体折断的原因如下，除外（　　）

A.窝洞过浅

B.台阶锐利

C.外形线圆缓

D.鸠尾峡过窄

E.不良抗力形

正确答案：C

答案解析：外形线圆缓可以增强充填体的抗折能力，相反，若外形线锐利易产生应力集中造成修复体的折断。

5.下列缺损制备的洞形中，下颌磨牙颊侧点隙龋制备的洞形属于（　　）

A.Ⅰ类洞

B.Ⅱ类洞

C.Ⅲ类洞

D.Ⅳ类洞

E.Ⅴ类洞

正确答案：A

答案解析：Ⅰ类洞指为发生在所有牙面发育点、隙、裂、沟的龋损所制备的窝洞。下磨牙颊侧点隙龋损所制备的窝洞易被误认为Ⅴ类洞，Ⅴ类洞指为所有牙颊（唇）舌面颈1/3处的龋损所制备的窝洞。

6.单面洞不可能是（　　）

A.Ⅰ类洞

B.Ⅱ类洞

C.Ⅲ类洞

D.Ⅳ类洞

E.Ⅴ类洞

正确答案：D

答案解析：Ⅳ类洞指为发生于前牙邻面并累及切角的龋损所制备的窝洞，窝洞涉及牙齿的唇面、邻面及腭侧面。

7. 下列备洞原则中哪项是错误的（　　）

A. 尽可能去净腐质

B. 尽可能保留健康的牙体组织

C. 外形线应建立在正常的牙体组织上

D. 所有的窝沟点隙均需做预防性扩展

E. 后牙邻面洞侧壁应扩展到接触区以外的自洁区

正确答案：D

答案解析：窝洞制备过程中无须对所有窝、沟、点、隙均做预防性扩展，因为这样会削弱牙齿的强度。如果遇到发育沟着色深、可疑龋或者龋易感者时，可以在窝洞充填的同时做窝沟封闭术。

8. 制备鸠尾的目的是（　　）

A. 便于充填

B. 获得良好的固位形

C. 获得良好的抗力形

D. 使洞形变得美观

E. 便于完全去除龋坏的牙体组织

正确答案：B

答案解析：制备鸠尾的目的是防止充填体向水平方向脱位，以获得固位形。

二、名词解释

窝洞制备　窝洞制备是指用牙体外科手术的方法将龋坏组织去净，并按要求备成一定形状的洞形，以容纳和支持修复材料，达到恢复牙齿外形和功能的目的。

三、判断题

1. 备洞时意外穿髓的原因包括对髓腔解剖形态不熟悉、髓角有变异、使用锐利钻针、操作不仔细。

正确答案：错

答案解析：窝洞预备时应该用锋利的钻针，减少备洞过程中产热对牙髓组织的刺激。采用锋利钻针备洞不是意外穿髓的原因。

2. 充填后牙体折裂的原因包括健康牙体组织切割过多、窝洞抗力形制备不良、洞缘悬空釉质未去除、洞外形线呈圆缓曲线。

正确答案：错

答案解析：窝洞外形呈圆缓曲线时不易导致牙体组织的折裂，利于增强牙体组织及修复体抗力，相反，若窝洞外形线锐利，尖锐处牙体组织易折裂。

四、简答题

1. 简述窝洞制备时窝洞的固位形式。

答：（1）侧壁固位。

（2）倒凹固位。

（3）鸠尾固位。

（4）梯形固位。

2. 简述龋病治疗的目的。

答：（1）终止病变的发展。

（2）保护牙髓。

（3）恢复牙的形态、功能和美观。

（4）维持与邻近软、硬组织的正常解剖和生理关系。

实训六

银汞合金充填术

扫描二维码，观看操作视频

病例导入

　　患者，男性，43岁，右侧下颌后牙发黑，半月来遇冷、热、酸刺激疼痛，特别是冷刺激疼痛明显，解除刺激，疼痛即刻消失。检查46近中邻𬌗面有明显龋洞，墨浸色，探诊敏感，可探及明显龋洞，无穿髓。食物或冷热刺激进入龋洞时出现疼痛，解除刺激后疼痛立即消失。无自发痛，牙髓活力正常，叩痛（-）。X线片示牙釉质及牙本质层有透射影，近髓。根据患者主观症状、临床检查，结合影像学检查，诊断为"46深龋"。请问应选择何种充填材料为患者治疗？

记忆链接

　　银汞合金作为牙体充填材料已有较长的历史，银汞合金具有性能稳定、抗压强度好、耐磨性强、对牙髓无刺激、可塑性强、操作方便等特点，是后牙充填的主要材料之一。银汞合金由于颜色呈金属色，一般不用作前牙修复。银汞合金不具黏结性，主要是通过窝洞的机械固位保证充填体的稳固性。因此，银汞合金对洞形制备要求高，必须具备良好的固位形及抗力形设计。此外，汞的使用可对环境造成污染。以上缺点限制了银汞合金的使用，逐渐被牙色材料取代。

　　银汞合金充填术适应证如下。

　　（1）后牙Ⅰ、Ⅱ类洞的修复。

　　（2）后牙Ⅴ类洞的修复，尤其是可摘局部义齿的基牙修复。

　　（3）对美观要求不高患者的尖牙远中邻面洞，龋损未累及唇面。

　　（4）大面积龋损时可配合固位钉的修复。

　　（5）冠修复前的牙体充填。

技术操作

一、目的

掌握银汞合金材料的应用范围和使用方法，掌握银汞合金充填术的操作步骤和注意事项。

二、操作规程

术前评估

（1）患牙一般情况。46近中邻𬌗面深龋。
（2）患者全身情况。体健，否认全身系统性疾病，否认药物过敏史。
（3）临床检查。46近中邻𬌗面龋坏，牙髓活力正常，牙周组织无明显异常。
（4）放射检查。龋坏累及牙本质中层，未达牙髓，根尖周膜无异常表现

器材准备

口腔检查器械；防护镜；橡皮障套装；高速手机、低速手机；已备好洞形的树脂牙；银汞合金胶囊；银汞调拌机；银汞输送器；银汞充填器；银汞雕刻器；银汞光滑器；成形片；成形片夹；楔子；银汞合金修整钻；磨光钻；聚羧酸锌粘固粉、水门汀液；调拌刀、调拌板；水门汀充填器；咬合纸；银汞收集器

操作方法

操作前准备

（1）术前与患者确认核对治疗牙位。
（2）术前谈话。与患者沟通，告知治疗方案及预期效果，签署知情同意书。
（3）患牙行局部麻醉，安装橡皮障

窝洞制备

（1）用球钻去净腐质，尽可能保留健康牙体组织。
（2）洞形应制备成典型的盒状洞形，底平、壁直，且适时增加辅助固位形增加固位。邻面预备呈梯形，𬌗面预备呈鸠尾固位形。
（3）洞面角应呈直角，不能在釉质侧壁形成短斜面

放置成形片

成形片借成形片夹安放固定在牙齿上，突的一面向龈方，且边缘应置于龈壁的洞缘稍下方，使龈壁位于成形片内，注意勿损伤牙龈。成形片的𬌗方边缘应稍高于𬌗面，以便于充填体边缘嵴处的成形。邻面龈间隙需放楔子，使成形片紧贴龈壁洞缘的牙颈部，有助于充填体邻面颈部的成形，防止充填时材料压入龈沟，形成悬突；并分开相邻牙，以补偿成形片的厚度，使拆除成形片后患牙能与邻牙恢复正常接触关系

	隔湿干燥窝洞	冲洗，吹干牙面
操作方法	充填窝洞	（1）保护牙髓。临床上根据余留牙本质厚度选用不同的垫底材料保护牙髓，中等深度以上的窝洞需要衬洞或垫底。 中等深度的窝洞一般只垫一层磷酸锌粘固剂、聚羧酸锌粘固剂或玻璃离子粘固剂。深窝洞一般做双层垫底处理：第一层用氧化锌丁香油粘固剂或氢氧化钙衬洞，对牙髓刺激性小，并有安抚或促进修复性牙本质形成的作用；第二层用磷酸锌粘固剂垫底。 以聚羧酸锌粘固剂为例：将适量的粉和液分别置于干净、干燥玻璃板的两端，将粉分为若干份，逐份加入液体调拌至面团状，整个过程应在 30 ～ 40 秒内完成。用水门汀充填器取适量调好的粘固剂放于窝洞中，用充填器的平头端将粘固剂向洞底、洞壁紧贴，垫好后的窝洞底面位于釉牙本质界下 0.5mm，多余的进行修整。 （2）银汞调制。取一商品银汞合金胶囊，挤压挤破其中的粉液中隔。将胶囊放入银汞搅拌器的固位卡中，开动机器振荡 20 秒，取下并拧开胶囊，将其中调制好的银汞合金倒至橡皮布上。 （3）银汞合金充填窝洞。用银汞合金输送器将银汞合金少量分次送入窝洞内，每次平铺最好不超过 1mm，先选用小的银汞合金充填器将点、线角及倒凹等部位压紧，然后换用较大的充填器，向洞底及侧壁层层加压，直至充满窝洞，并略超出洞缘为止。双面洞一般先填充邻面再填充殆面。从调制到填充完毕，应在 6 ～ 7 分钟内完成。 （4）雕刻成形。在银汞合金填充完毕后 20 分钟内进行充填体的雕刻成形。用雕刻器初步去除表面多余的银汞合金，取下楔子及成形片夹，然后颊舌向轻轻拉动成形片，使其与充填体分离松动后，从一侧邻间隙向颊殆或舌殆方向慢慢移动，取出成形片。及时向邻牙轻压边缘嵴部分。用银汞雕刻刀除去表面多余银汞合金并雕刻解剖外形。 （5）调整咬合。初步修整后，轻轻拆除橡皮障。用干棉球擦拭充填体表面，让患者轻轻咬合，做正中及侧方运动，充填体上出现的亮点为应去除的高点，用雕刻器除去。重复检查咬合，直至患者自觉咬合完全正常为止。 （6）将剩余银汞放于银汞收集器，防止汞挥发

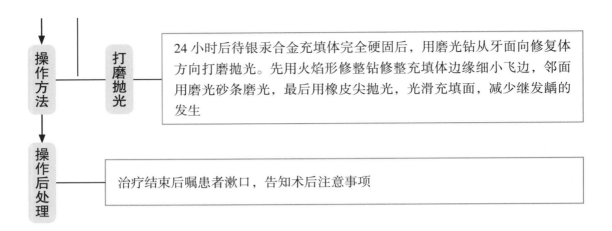

操作方法 — 打磨抛光 — 24 小时后待银汞合金充填体完全硬固后，用磨光钻从牙面向修复体方向打磨抛光。先用火焰形修整钻修整充填体边缘细小飞边，邻面用磨光砂条磨光，最后用橡皮尖抛光，光滑充填面，减少继发龋的发生

操作后处理 — 治疗结束后嘱患者漱口，告知术后注意事项

三、注意事项

（1）充填修复术前，应去除牙石、软垢，消除牙龈炎症。

（2）选用任何材料垫底时，取材要适量，以免后期修整费时过多。

（3）调制垫底材料时，每次加入粉量不能过多，调制均匀后才可再加粉，否则调出的材料粗糙无黏性。

（4）若采用磷酸锌水门汀等材料垫底，必须新鲜调制、即刻使用，且不能调制过稀，否则粘器械、粘洞壁，无法按要求操作。

（5）银汞合金窝洞充填前，检查对颌牙的牙尖和邻牙的边缘嵴情况，选用合适的磨石钻对不协调处进行调磨；安放成形片时，应使之尽可能与牙面紧密贴合。

（6）对于三面洞或大面积缺损或乳牙的复面洞，可使用 8 号成形片夹和成形片。

（7）取出成形片时，动作需轻巧以免损坏充填体的接触区和边缘嵴。

（8）银汞合金充填术检查充填体的咬合接触时，须嘱患者轻轻咬合，以免咬裂未硬固的充填体。

（9）正中和非正中咬合位均需检查，以免银汞合金硬固后出现咬合高点；术后即刻医嘱：充填后 6 小时内不要进食，24 小时后，才能用该患牙咀嚼食物。

（10）银汞材料在使用前应仔细阅读厂家说明，遵照厂家推荐的操作方法进行。

（11）告知患者保持口腔卫生，避免用修复部位咀嚼硬物，定期复诊。

测试题

一、单选题

1. 深龋患牙的临床表现是（　　）

A. 偶尔夜间隐痛

B. 食物嵌入洞内痛

C. 食酸甜食物不痛

D. 温度测试一过性敏感

E. 牙髓电活力测试迟钝

正确答案：B

答案解析： 龋病进展到牙本质中、深层时为深龋，若深龋洞洞口开放，则常有食物嵌入洞中，食物压迫使牙髓内部压力增加，产生疼痛，但疼痛随刺激的去除即刻消失。

2. 充填后发生食物嵌塞的原因可能有（　　）

A. 邻牙有龋坏

B. 颊、舌、殆或龈外展隙不够

C. 接触点恢复不好

D. 邻殆面洞使用成形片不当

E. 以上皆有可能

正确答案：E

答案解析： 充填后发生食物嵌塞有可能是充填时接触点恢复不好、外展隙不够、邻殆面洞使用成形片不当，也可能是邻牙有龋坏。成形片作为人工假壁，代替失去的侧壁，以便于加压充填材料、形成邻面生理外形及恢复与邻牙的接触关系。

3. 预防汞污染的措施如下，除外（　　）

A. 用银汞合金调制机调配合金

B. 单独隔离的银汞合金调制室

C. 调制银汞合金用手直接搓揉

D. 诊室内必须安装通风的设备

E. 工作人员定期进行身体检查

正确答案：C

答案解析：调制和使用银汞合金时，汞蒸气室温下挥发，使工作人员受到汞污染，散落的汞粒或银汞合金碎屑使诊室环境受到汞污染，因此不能用手直接揉搓。

4. 银汞合金充填时，备洞要求除外（　　）

A. 洞缘线圆钝

B. 点、线角锐利

C. 需做成盒状洞形

D. 有一定固位形

E. 去除无基悬釉

正确答案：B

答案解析：点、线角应圆钝，不应呈锐角，避免应力集中。

5. 用银汞合金充填中龋或深龋需要垫底，因为（　　）

A. 银汞合金具有溶解性

B. 银汞合金具有流动性

C. 银汞合金具有传导性

D. 银汞合金具有抗炎作用

E. 以上选项内容均不正确

正确答案：C

答案解析：中龋、深龋未垫底直接充填银汞合金可传导冷热刺激，造成对牙髓的刺激而出现激惹症状。

6. 银汞合金在调制及使用过程中，不释放汞蒸气污染环境的是（　　）

A. 调制前汞散落

B. 硬固后的银汞合金碎屑

C. 调制过程未在密闭容器中进行

D. 排入下水道的散落的银汞合金碎屑

E. 放入盛有高饱和盐溶液的银汞收集器中的银汞合金碎屑

正确答案：E

答案解析：调制银汞合金应在密闭情况下进行，加强操作室通风，定期净化室内空气，工作台低侧应有银汞收集器，以防汞蒸发，研磨汞合金的工具和汞应放在固定容器内。

7. 患者因左下后牙龋坏就诊，一次银汞充填完成治疗，治疗后咬物疼痛。检查：36^{DO}充填体完好，边缘密合，表面有亮点，叩痛（-），牙龈正常，牙髓温度测试无异常。该牙应如何处置（　　）

　　A. 磨除高点

　　B. 脱敏治疗

　　C. 开髓治疗

　　D. 去除原充填体

　　E. 去除原充填体，氧化锌丁香油粘固剂安抚

　　正确答案：A

　　答案解析：充填修复后出现咀嚼疼痛，与温度刺激无关，多因充填物过高，咬合时出现早接触所致，检查时会发现银汞合金充填物有亮点，可用咬合纸检查出高点，确定早接触部位，磨除高点，症状即可消除。

二、名词解释

固位形　固位形是使充填体能保留于洞内，承受咬合力后不移位、不脱落的特定形状，包括侧壁固位、倒凹固位、鸠尾固位、梯形固位。

三、简答题

1. 简述银汞充填术的适应证。

答：（1）后牙Ⅰ、Ⅱ类洞的修复。

（2）后牙Ⅴ类洞的修复，尤其是可摘局部义齿的基牙修复。

（3）对美观要求不高的患者的尖牙远中邻面洞，龋损未累及唇面。

（4）大面积龋损时可配合固位钉进行修复。

（5）冠修复前的牙体充填。

2. 简述银汞合金术的主要步骤。

答：安装橡皮障，窝洞预备，窝洞干燥，保护牙髓，放置成形片和楔子，填充银

汞合金材料，雕刻外形，拆卸橡皮障，调整咬合，收集废弃银汞，打磨抛光。

3. 简述银汞合金术充填术的注意事项。

答：（1）充填修复术前，应去除牙石、软垢，消除牙龈炎症。

（2）选用任何材料垫底时，取材要适量，以免修整费时过多。

（3）调制垫底材料时，每次加入粉量不能过多，调制均匀后才可再加粉，否则调出的材料粗糙无黏性。

（4）若采用磷酸锌水门汀等材料垫底，必须新鲜调制、即刻使用，且不能调制过稀，否则粘器械、粘洞壁，无法按要求操作。

（5）银汞合金窝洞充填前，检查对颌牙的牙尖和邻牙的边缘嵴情况，选用合适的磨石钻对不协调处进行调磨；安放成形片时，应使之尽可能与牙面紧密贴合。

（6）对于三面洞或大面积缺损或乳牙的复面洞，可使用8号成形片夹和成形片。

（7）取出成形片时，动作需轻巧以免损坏充填体的接触区和边缘嵴。

（8）银汞合金充填术检查充填体的咬合接触时，须嘱患者轻轻咬合，以免咬裂未硬固的充填体。

（9）正中和非正中咬合位均需检查，以免银汞合金硬固后出现咬合高点；术后即刻医嘱：充填后6小时内不要进食，24小时后，才能用该患牙咀嚼食物。

（10）银汞合金材料在使用前应仔细阅读厂家说明，遵照厂家推荐的操作方法进行。

（11）告知患者保持口腔卫生，避免用修复部位咀嚼硬物，定期复诊。

实训七

粘结修复术

扫描二维码，观看操作视频

病例导入

患者，女性，31岁，右上前牙补牙材料部分脱落1周。2年前曾于外院补牙，1周前部分脱落，特来我院要求补牙。根据患者主观症状、临床检查，结合影像学检查，诊断为"11切角缺损"。请问应选择何种充填材料为患者治疗？

记忆链接

粘结修复术是通过粘结系统使修复材料与牙体组织紧密结合，保存较多牙体组织，减少修复材料与牙体组织之间的微渗漏，从而减少继发龋发生的一种治疗方法。

粘结修复术适应证如下。

（1）前牙Ⅰ、Ⅲ、Ⅳ类洞的修复。

（2）承受咬合力小的后牙Ⅰ、Ⅱ、Ⅵ类洞的修复。

（3）前牙和后牙Ⅴ类洞的修复。

（4）形态或色泽异常牙的美容修复。

（5）窝沟封闭或预防性修复。

（6）冠修复前的牙体充填。

（7）暂时性修复等。

技术操作

一、目的

使用复合树脂材料，通过粘结结合固位的方式修复牙体缺损，以恢复牙齿外形及功能。

二、操作规程

术前评估

（1）患牙一般情况。11 远中切角缺损，充填物部分脱落。

（2）患者全身情况。体健，否认全身系统性疾病，否认药物过敏史。

（3）临床检查。11 远中牙体缺损累及切角，牙髓活力正常，牙周组织无明显异常。

（4）放射检查。龋坏累及牙本质，未达牙髓，根尖周膜无异常表现

器材准备

口腔检查器械；防护镜；橡皮障套装；高速手机、低速手机；各种备洞钻针、抛光钻针、抛光碟、抛光砂条；塑料调拌刀、调拌板；树脂充填器；比色板；聚酯薄膜成型片、楔子；光固化灯；涂药棒；酸蚀剂、粘结剂；垫底材料；光固化复合树脂；咬合纸

操作方法

操作前准备

（1）术前谈话。与患者沟通，告知治疗方案及预期效果，签署知情同意书。

（2）牙位核对。术前与患者确认治疗牙位。

（3）安装橡皮障

窝洞预备

（1）用圆钻去净腐质及着色深的牙本质，尽可能保留健康牙体组织（包括较厚的唇侧无基釉）。

（2）用杵形金刚砂钻沿洞缘全长制备 1 ~ 3mm 宽的洞缘斜面，洞缘斜面与牙体长轴交角为 60°；其宽度按照牙体缺损面积大小确定，要求釉质斜面的面积约是缺损面积的 2 倍。若釉质面积不够，可适当形成固位形。

（3）在近牙龈或直接受力的部位，可将釉质厚度的外 2/3 磨成一凹面，形成与牙面成直角的洞面角，使树脂与洞缘对接

扫描二维码，观看操作视频

保护牙髓

冲洗清洁窝洞，吹干。由于复合树脂材料与牙本质粘结剂有绝缘性，通常不需任何垫底。如果牙体预备后近髓或牙髓暴露，则需用氢氧化钙制剂间接或直接盖髓，再用玻璃离子水门汀垫底以保护牙髓组织

扫描二维码，观看操作视频

比色

拆除橡皮障，在自然光下，保持牙面湿润，用比色板参照正常牙体组织及邻牙的颜色，选出透明色和牙本质色两种色度的材料备用

	放置成型系统	安装橡皮障，邻面放置聚酯薄膜成型片，并选择适当型号楔子固定

操作方法

粘结面处理

（1）使用牙釉质粘结剂。适用于粘结界面主要为釉质，如关闭前牙间隙和前牙贴面、部分较浅的Ⅲ、Ⅳ类洞。

1）酸蚀：隔湿并干燥窝洞，将30%～50%的磷酸酸蚀剂均匀涂布于洞壁及洞缘斜面上，酸蚀15秒，严格限制酸蚀范围，切勿涂到牙本质、邻牙及周围的软组织上，水枪冲洗15～20秒，吹干。吹干时，气流方向应做变换调整，以保证各个部位的干燥。充分酸蚀过的釉质面应呈白垩色。若是氟斑牙，酸蚀时间应延长。

2）涂布粘结剂：用涂药棒将釉质粘结剂轻轻涂在酸蚀过的牙面上，气枪轻吹以让溶剂挥发，注意避免树脂粘结剂在成型片处堆积，光固化10秒。

（2）使用自酸蚀粘结剂。适用于粘结界面累及较多牙本质的Ⅰ、Ⅱ、Ⅲ、Ⅳ、Ⅴ类洞。

以两步法自酸蚀粘结剂为例说明使用方法。

1）涂布处理剂：隔湿并干燥窝洞，用涂药棒将处理剂施压涂布于整个粘结界面，静置20秒，用气枪各个角度吹干，勿用水冲洗。

2）涂布粘结剂：将粘结剂轻轻涂在处理过的粘结界面上，用气枪轻吹让溶剂挥发，方法同釉质粘结剂，光固化10秒。

（3）为了克服自酸蚀技术对釉质粘结较对牙本质粘结差的不足，可采用选择性釉质酸蚀加自酸蚀的改良技术。先用30%～50%磷酸酸蚀洞缘釉质部分15秒，冲洗，小棉球或海绵吸干水分，然后再常规使用自酸蚀粘结剂

扫描二维码，观看
操作视频

树脂充填

（1）先用通透性较高的釉质树脂对舌侧进行薄层充填并光固化（可利用硅橡胶舌侧导板来完成，见"相关拓展"）。

（2）在相当于牙本质的区域选用透明度偏低的牙本质色树脂进行充填，切端预留出一定的空间。充分光固化。

（3）表层再使用通透性较高的釉质树脂充填成牙齿解剖外形，并略超出洞缘少许。充分光固化

扫描二维码，观看
操作视频

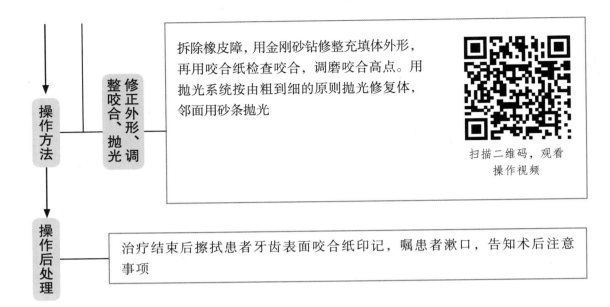

三、注意事项

（1）充填修复术前，应去除牙石、软垢，消除牙龈炎症。

（2）治疗前应向患者说明修复可能达到的效果，避免患者要求或期望过高。

（3）酸蚀后的牙面呈白垩色，在涂布粘结剂前严禁污染，如唾液、手指触摸、喷水中混油等。如果发生了污染，须重新酸蚀。

（4）酸蚀剂、粘结剂和各种光固化树脂材料在使用前应仔细阅读厂家说明，遵照厂家推荐的操作方法进行。在使用后应立即加盖、干燥、避光、低温保存。

（5）树脂充填时，要逐层加压使材料与洞底和洞壁密合并避免带入气泡。每充填2mm 厚的树脂，用光固化灯光照 20 ～ 40 秒（按说明书）。

（6）光固化时，固化灯距离材料 2 ～ 5mm。固化灯的位置应放在洞壁外侧，使聚合收缩力与粘结力方向一致，因为聚合收缩方向是朝向光源的。术者必须用黄色避光镜片，避免眼睛直视造成视网膜受损。

（7）告知患者保持口腔卫生，避免用修复部位咀嚼硬物。

相关拓展

间接导板修复技术

间接导板修复技术中蜡型及硅橡胶导板制作如下。

（1）蜡型。前牙切角缺损修复术前，常规取口内印模，灌注石膏阳模，在石膏模型上用蜡恢复缺损部位，制作蜡型（图7-1）。

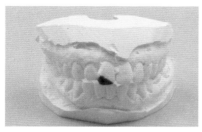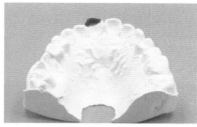

图7-1　蜡型

（2）硅橡胶导板。从带有蜡型的石膏模型上取硅橡胶印模，修整外形，保留模型的舌侧部分，制作成硅橡胶舌侧导板（图7-2）。

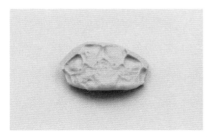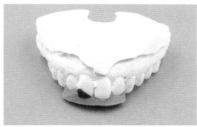

图7-2　硅橡胶导板

树脂充填时，将硅橡胶舌侧导板置于待充填牙齿舌侧，作为第一层舌侧树脂充填导板，有利于舌侧树脂成型，使其边缘更密合，从而达到更加完美逼真的效果。

扫描二维码，观看操作视频

测试题

一、单选题

1. 粘结修复术中预备洞缘斜面的目的主要是（　　）

A. 提高抗力形

B. 制备固位形

C. 去除无基悬釉

D. 增加粘结面积

E. 减小树脂的聚合收缩

正确答案：D

答案解析：预备釉质斜面可以使釉柱末端得以充分暴露，能获得有效的酸蚀，酸蚀面的增加使得树脂的粘结力更大。

2. 制备窝洞时，用杵形金刚砂钻沿洞缘全长制备洞缘斜面，宽度为（　　）

A. 0 ~ 0.5mm

B. 1 ~ 3mm

C. 4 ~ 5mm

D. 6 ~ 7mm

E. 8 ~ 9mm

正确答案：B

答案解析：研究证明，大于1mm的斜面宽度不能提供额外的粘结强度，但更宽的斜面可使树脂与牙釉质之间达到更和谐的美学效果，但斜面过宽会损伤过多牙体组织，因此，建议洞缘斜面宽度为1 ~ 3mm。

3. 制备窝洞时，用杵形金刚砂钻沿洞缘全长制备洞缘斜面与牙体长轴交角为（　　）

A. 10°

B. 20°

C. 30°

D. 60°

E. 90°

正确答案：D

答案解析：传统的洞缘斜面采用金刚砂钻将洞缘釉质磨成与洞壁成45°～70°角的斜面，可以有效横断釉柱，因此五个答案中答案 D 最符合要求。

4.前牙缺损近髓时，应选用的垫底材料是（　　）

A.羧酸锌水门汀

B.磷酸锌水门汀

C.玻璃离子水门汀

D.氧化锌丁香油粘固剂

E.氢氧化钙制剂间接盖髓后玻璃离子水门汀垫底

正确答案：E

答案解析：前牙缺损近髓时，氢氧化钙制剂间接盖髓后玻璃离子水门汀垫底可保护牙髓。

5.比色做法不正确的是（　　）

A.保持牙面湿润

B.在自然光下比色

C.橡皮障隔湿下比色

D.牙体龋坏组织去净后再比色

E.用比色板参照正常牙体组织及邻牙的颜色

正确答案：C

答案解析：复合树脂材料有多种色系供选择，使用前应选择与树脂匹配的比色板，在去净腐质、牙面清洁湿润、自然光源下进行比色。另外，应在拆除橡皮障后进行比色。

6.有关粘结剂的选择，正确的有（　　）。

A.对于粘结界面主要为釉质的患牙，使用牙釉质粘结剂，如关闭前牙间隙和前牙贴面、部分较浅的Ⅲ、Ⅳ类洞

B.对于粘结界面主要为釉质的患牙，推荐使用自酸蚀粘结剂

C.对于粘结界面累及较多牙本质的患牙，不能使用自酸蚀粘结剂

D.对于粘结界面累及较多牙本质的患牙，可使用牙釉质粘结剂

E.无须区别粘结界面是牙釉质还是牙本质，均可以使用相同的粘结剂

正确答案： A

答案解析： 牙釉质粘结剂适用于粘结界面主要为釉质，如关闭前牙间隙和前牙贴面、部分较浅的Ⅲ、Ⅳ类洞。自酸蚀粘结剂，适用于粘结界面累及较多牙本质的Ⅰ、Ⅱ、Ⅲ、Ⅳ、Ⅴ类洞。

7. 以下酸蚀操作不正确的有（　　）

A. 酸蚀前，隔湿并干燥窝洞

B. 若是氟斑牙，酸蚀釉质时间应缩短

C. 若是氟斑牙，酸蚀釉质时间应延长

D. 将酸蚀剂均匀涂于洞壁及洞缘斜面上，酸蚀 15 秒

E. 用水枪加压冲洗 15 ～ 20 秒，吹干，酸蚀过的釉质面呈白垩色

正确答案： B

答案解析： 酸蚀操作要求隔湿并干燥窝洞，将酸蚀剂均匀涂于洞壁及洞缘斜面上，酸蚀 15 秒，水枪冲洗 15 ～ 20 秒，吹干。酸蚀过的釉质面呈白垩色。若是氟斑牙，酸蚀釉质时间应延长。

8. 充填并固化复合树脂操作错误的是（　　）

A. 先用通透性较高的釉质树脂对舌侧进行薄层充填并光固化

B. 在相当于牙本质的区域选用透明度偏低的牙本质色树脂进行充填，切端预留出一定的空间。充分光固化

C. 逐层加压充填使材料与洞底和洞壁密合并避免带入气泡，每充填 2mm 厚的树脂，用光固化灯光照 20 ～ 40 秒（按说明书）

D. 表层使用通透性较高的釉质树脂，初步修整形成牙齿解剖外形，并略超出洞缘少许

E. 初步修整形成牙齿解剖外形，并略低于洞缘少许，因为树脂后期会发生膨胀

正确答案： E

答案解析： 初步修整形成牙齿解剖外形，应略超出洞缘少许，因为树脂材料后期会发生聚合收缩。

二、名词解释

粘结修复术 粘结修复术是通过粘结系统使修复材料与牙体组织紧密结合，保存较多牙体组织，减少修复材料与牙体组织之间的微渗漏，从而减少继发龋发生的一种治疗方法。

三、判断题

1.窝洞制备中，洞面角的设计取决于充填材料的种类，如银汞合金，由于其边缘韧性较差，应制备短斜面。复合树脂材料的韧性好，洞面角应为90°，使充填体和牙体组织有最大强度。

正确答案：错

答案解析：窝洞制备中，洞面角的设计取决于充填材料的种类，如银汞合金，由于其韧性好，洞面角应为90°，使充填体和牙体组织有最大强度。而复合树脂材料由于其边缘韧性较差，应制备短斜面。

2.充填并固化复合树脂时，固化灯的位置应放在洞壁外侧，使聚合收缩力与粘结力方向一致，因为聚合收缩方向是朝向光源的。

正确答案：对

答案解析：充填并固化复合树脂时，固化灯的位置放置不容忽视。固化灯应放在洞壁外侧，使聚合收缩力与粘结力方向一致，因为聚合收缩方向是朝向光源的，否则容易造成复合树脂聚合不完全。

四、简答题

1.简述粘结修复术的适应证。

答：（1）前牙Ⅰ、Ⅲ、Ⅳ类洞的修复。

（2）承受咬合力小的后牙Ⅰ、Ⅱ、Ⅵ类洞的修复。

（3）前牙和后牙Ⅴ类洞的修复。

（4）形态或色泽异常牙的美容修复。

（5）窝沟封闭或预防性修复。

（6）冠修复前的牙体充填。

（7）暂时性修复等。

2. 简述粘结修复术的主要步骤。

答：安装橡皮障，窝洞预备，窝洞干燥，保护牙髓，比色，酸蚀粘结，树脂分层充填并固化，修整外形，调整咬合，抛光。

3. 简述粘结修复术的注意事项。

答：（1）充填修复术前，应去除牙石、软垢，消除牙龈炎症。

（2）治疗前应向患者说明修复可能达到的效果，避免患者要求或期望过高。

（3）酸蚀后的牙面呈白垩色，在涂布粘结剂前严禁污染，如唾液、手指触摸、喷水中混油等。如果发生了污染，须重新酸蚀。

（4）酸蚀剂、粘结剂和各种光固化树脂材料在使用前应仔细阅读厂家说明，遵照厂家推荐的操作方法进行。在使用后应立即加盖、干燥、避光、低温保存。

（5）树脂充填时，要逐层加压使材料与洞底和洞壁密合并避免带入气泡。每充填2mm厚的树脂，用光固化灯光照20 ~ 40秒（按说明书）。

（6）光固化时，固化灯距离材料2 ~ 5mm。固化灯的位置应放在洞壁外侧，使聚合收缩力与粘结力方向一致，因为聚合收缩方向是朝向光源的。术者必须用黄色避光镜片，避免眼睛直视造成视网膜受损。

（7）告知患者保持口腔卫生，避免用修复部位咀嚼硬物。

实训八

开髓术

扫描二维码，观看操作视频

病例导入

患者，女性，50 岁，右下后牙自发性疼痛 2 天，来我院要求治疗。根据患者的主观症状、临床检查，结合影像学检查，诊断为"46 急性牙髓炎"。请问应如何尽快缓解患者的疼痛？

记忆链接

1. **髓室**　髓腔朝向牙冠的一端扩大成室，位于牙冠及牙根颈部，其形状与牙冠的外形相似。前牙髓室与根管无明显界限；后牙髓室呈立方形，分顶、底及四壁，是髓腔中较宽阔的部分。

2. **髓室顶与髓室底**　与𬌗面或切嵴相对应的髓室壁称髓室顶，与髓室顶相对应的髓室壁称髓室底，两者之间的距离称为髓室高度。

3. **髓室壁**　与牙体轴面相对应的髓腔牙本质壁分别称近中髓壁、远中髓壁、颊侧髓壁和舌侧髓壁。亦有将髓室顶和髓室底列入髓室壁者，则髓室共有六壁。

4. **髓角**　为髓室伸向牙尖突出成角形的部分，其形状、位置与牙尖的高度相似。

5. **根管口**　为髓室底上髓室与根管的移行处。

技术操作

一、目的

开髓，又称髓腔通路预备，是根管治疗术中非常重要的一步，不仅仅是暴露髓腔，去除髓室内感染和坏死的组织，更重要的是为后续治疗建立一个适宜进入根管系统的通道。

二、开髓术窝洞制备原则

（1）开髓术窝洞制备的形状、大小与方向应与牙髓腔解剖形态相同。

（2）揭净髓室顶，保留髓室壁、髓室底和各根管口的自然形态。

（3）形成根管治疗器械进入根管的直线通路。

（4）尽量保留健康牙体组织。

三、操作规程

术前评估

（1）患牙一般情况。46 殆面深龋累及牙髓。

（2）患者全身情况。体健，否认全身系统性疾病，否认药物过敏史。

（3）临床检查。46 殆面深龋累及牙髓，冷诊敏感，刺激去除后疼痛持续一段时间，牙周组织无明显异常。

（4）放射检查。龋坏累及牙髓，根尖周膜无异常表现

器材准备

口腔检查器械；防护镜；橡皮障套装；高速手机、低速手机；裂钻；球钻；安全头钻针（尖端圆钝、无切割力的钻针）；牙髓探针（DG16）

操作前准备

（1）牙位核对。术前与患者确认治疗牙位。

（2）术前谈话。与患者沟通，告知治疗方案及预期效果，签署知情同意书。

（3）患牙行局部麻醉，安装橡皮障

操作前注意

开髓部位及方法

根据不同的牙位设计不同的开髓部位和形状，使得根管器械尽可能循直线方向进入根管。

（1）上颌前牙。钻针从舌面窝的中央进钻，钻针方向与舌面垂直，逐层深入，钻针应向四周稍微扩展，以免折断。钻至釉牙本质界时，改变钻针方向，使其尽可能与牙体长轴方向一致，向深层钻入，当有落空感时，改用提拉动作揭去髓室顶，在舌面形成一个顶向根方的圆三角形窝洞（图 8-1）。

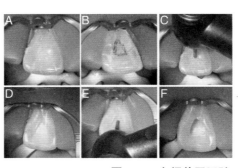

扫描二维码，观看操作视频

图 8-1 上颌前牙开髓

A. 术前；B. 铅笔画出开髓窝洞外形图；C. 裂钻在舌面窝中央且与舌面垂直方向向下钻；D. 在牙本质上制备开髓窝洞外形；E. 改变钻针方向与牙体长轴平行，直至穿通髓腔；F. 揭净髓室顶并修整洞形后，开髓窝洞制备完成

（2）下颌前牙。从舌面窝中央沿牙长轴方向下钻，直至穿通髓腔，去净髓室顶，充分暴露髓角。开髓外形呈椭圆形，勿偏向近远中，避免近远中颈部侧穿（图8-2）。

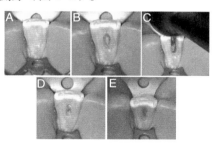

图8-2 下颌前牙开髓
A. 术前；B. 铅笔画出开髓窝洞外形图；C. 从舌面窝中央沿牙长轴方向下钻；
D. 穿通髓腔；E. 揭净髓室顶并修整洞形后，开髓窝洞制备完成

（3）上颌前磨牙。在𬌗面中央进钻，至牙本质深层后向颊舌侧扩展至颊舌三角嵴的中点处，穿通颊或舌侧髓角，不要将暴露的两个髓角误认为根管口，插入裂钻向颊舌方向推磨，把颊舌两髓角连通，便可揭开髓室顶（图8-3）。

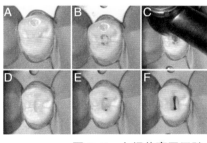

扫描二维码，观看
操作视频

图8-3 上颌前磨牙开髓。
A. 术前；B. 铅笔画出开髓窝洞外形图；C. 裂钻𬌗面中央进钻；D. 在牙本质上制备开髓窝洞外形；E. 穿通颊、舌侧髓角，不要将暴露的两个髓角误认为根管口；F. 揭净髓室顶并修整洞形后，开髓窝洞制备完成

（4）下颌前磨牙。在𬌗面中央近颊尖处进钻，钻针方向与牙长轴方向一致，进入髓腔，然后根据根管粗细，去净髓室顶（图8-4）。

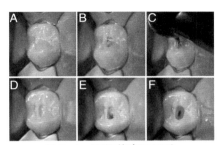

图8-4 下颌前磨牙开髓
A. 术前；B. 铅笔画出开髓窝洞外形图；C. 裂钻在𬌗面中央近颊尖处进钻；
D. 在牙本质上制备开髓窝洞外形；E. 穿通髓腔；F. 揭净髓室顶并修整洞形后，
开髓窝洞制备完成

操作前注意

开髓部位及方法

（5）上颌磨牙。用裂钻在中央窝进钻，钻至牙本质深层时，向颊舌侧扩展，形成一偏近中的颊舌径长、近远中径短的圆三角形窝洞，三角形的顶在腭侧，底在颊侧，其中一边在斜嵴的近中侧与斜嵴平行，另一边与近中边缘嵴平行。在近中舌尖处穿通髓角，沿洞口形态以球钻提拉揭净髓室顶（图8-5）。

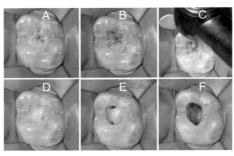

扫描二维码，观看操作视频

图8-5　上颌磨牙开髓
A. 术前；B. 铅笔画出开髓窝洞外形图；C. 用裂钻在中央窝进钻；
D. 在牙本质上制备开髓窝洞外形；E. 穿通髓腔，近颊、近舌髓角暴露；
F. 揭净髓室顶并修整洞形后，开髓窝洞制备完成

（6）下颌磨牙。在𬌗面中央窝进钻，钻至牙本质深层时，向近远中及颊侧方向扩展，形成近中边稍长、远中边稍短的钝圆长方形，颊侧洞缘在颊尖的舌斜面上，舌侧洞缘在中央沟处。穿通近中或远中髓角，球钻提拉揭净髓室顶。开髓洞形的位置应在颊舌向中线的颊侧才能暴露髓腔，避免造成舌侧颈部或髓底的台阶或穿孔（图8-6）。

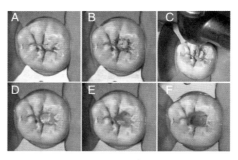

图8-6　下颌磨牙开髓
A. 术前；B. 铅笔画出开髓窝洞外形图；C. 用裂钻在𬌗面中央窝进钻；
D. 在牙本质上制备开髓窝洞外形；E. 穿通近颊髓角；F. 揭净髓室顶并修整洞形后，
开髓窝洞制备完成

根据术前X线片，结合其髓腔解剖特点，分析牙齿的髓腔形态、大小、方向、髓室顶距切缘（牙尖）和近远中边缘的距离、牙齿及牙根的长度。估计根管数目

操作前注意

开髓部位及方法

基本步骤

研读术前X线片

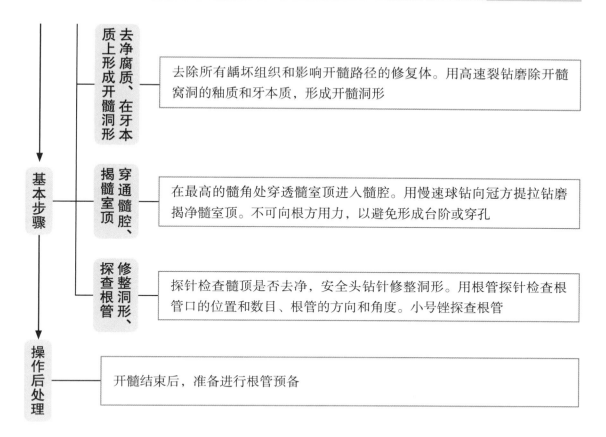

三、注意事项

（1）上颌前牙开髓时钻到釉牙本质界时立即改变钻针方向，否则易形成唇侧台阶或出现颈部侧穿。

（2）开髓口的洞形不宜过大或过小。过大，破坏健康牙体组织；过小，容易导致髓角暴露不充分，从而遗留牙髓或者遗漏根管。

（3）避免将暴露的髓角误认为根管口。

（4）开髓位置及方向正确，避免形成台阶或侧穿；把握好开髓深度，避免破坏髓底形态，导致髓室底穿孔。

（5）手机使用过程中必须有稳固的支点，并且要仔细观察。高速手机使用时一定要伴有喷水冷却，钻针周围要有一定的移动空间，以防钻针嵌顿、折断。

相关拓展

特殊情况的患牙开髓方法

1. 带全冠修复体的患牙 临床上如果患牙所带全冠修复体完好无缺，可考虑将其保存下来。但是，全冠修复体不一定与牙体长轴一致，对带有全冠的患牙开髓时应注意：需仔细、全面地评价 X 线影像，必要时拍摄咬合翼片；建议用带钻机头比试 X 线片，确定钻针进入的角度和深度；术前必须告知患者术中有崩瓷或拆冠的可能性，获得患者认可；钻磨牙冠时，应用高速旋转的金刚砂钻针，在喷水冷却下轻施力、间断磨除；穿过瓷层后换用锐利不锈钢裂钻；进入髓腔后，钻针切割方式改为侧向、向外提拉或冠向扩展。

2. 牙齿倾斜、扭转、错位 对于发生倾斜、扭转或错位的患牙，尤其磨牙和缺牙区两侧牙齿常发生倾斜，需要在开髓前仔细辨认倾斜方向及角度。髓腔入口的形态及钻针方向应注意调整至与牙长轴一致。

3. 开口受限 对开口受限患者，操作较为困难。为了后续根管治疗便利，往往需要将开髓口扩得稍大，更偏近中，以方便器械于极狭小的空间进入根管。

测试题

一、单选题

1. 以下关于"根管口"的解释哪个是正确的（　　）

A. 根管末端的开口处

B. 髓腔的开口处

C. 髓室和根管交界的位置

D. 髓腔中根分叉的位置

E. 以上都不是

正确答案：C

答案解析： 髓腔朝向牙根的一端逐渐缩小呈细管状，称为根管。根管口为髓室底上髓室与根管的移行处。

2. 关于上颌前磨牙开髓注意事项，以下错误的是（　　）

A. 上颌前磨牙开髓部位在殆面

B. 开髓时可用裂钻与牙长轴平行在中央沟处钻入

C. 用裂钻或球钻穿通髓室顶后，需要用探针探查根管口的位置

D. 揭髓室顶时应换球钻由内向外揭开髓室顶

E. 上颌前磨牙的开髓形态是近远中向的椭圆形

正确答案：E

答案解析： 上颌前磨牙开髓时开髓部位在殆面，开髓时可用裂钻与牙长轴平行在中央沟处钻入，用裂钻或球钻穿通髓室顶后，需要用探针探查根管口的位置，揭髓室顶时应换球钻由内向外揭开髓室顶，开髓形态是颊舌向的椭圆形。

3. 开髓操作中哪颗牙容易发生牙颈部近远中向穿孔或台阶（　　）

A. 下颌第一磨牙

B. 下颌第一前磨牙

C. 上颌第一磨牙

D. 上颌第一前磨牙

E. 下颌第二磨牙

正确答案：D

答案解析：上颌第一前磨牙和下颌切牙颈部缩窄明显易侧穿，下颌前磨牙舌倾易发生舌侧台阶或穿孔。

4.上颌第一磨牙开髓时通常先穿通哪个髓角（　　）

A.远中颊侧

B.近中颊侧

C.远中舌侧

D.近中舌侧

E.第五牙尖

正确答案：D

答案解析：上颌第一磨牙近中舌侧髓角较高，开髓时可在这一侧首先穿髓。

二、名词解释

1.**开髓**　开髓，又称髓腔通路预备，是根管治疗术中非常重要的一步，不仅仅是暴露髓腔，去除髓室内感染和坏死的组织，更重要的是为后续治疗建立一个适宜进入根管系统的通道。

2.**根管口**　根管口为髓室底上髓室与根管的移行处。

三、简答题

1.开髓术窝洞制备原则有哪些?

（1）开髓术窝洞制备的形状、大小和方向应与牙髓腔解剖形态相同。

（2）揭净髓室顶，保留髓室壁、髓室底和各根管口的自然形态。

（3）形成根管治疗器械进入根管的直线通路。

（4）尽量保留健康牙体组织。

2.开髓时的注意事项有哪些?

（1）上颌前牙开髓时钻到釉牙本质界时立即改变钻针方向，否则易形成唇侧台阶或出现颈部侧穿。

（2）开髓口的洞形不宜过大或过小。过大，易破坏健康牙体组织；过小，容易导致髓角暴露不充分，从而遗留牙髓或者遗漏根管。

（3）避免将暴露的髓角误认为根管口。

（4）开髓位置及方向正确，避免形成台阶或侧穿；把握好开髓深度，避免破坏髓底形态，甚至底穿。

（5）手机使用过程中必须有稳固的支点，并且要仔细观察。使用时一定要伴有喷水冷却，钻针周围要有一定的移动空间，以防钻针嵌顿、折断。

实训九

盖髓术与活髓切断术

扫描二维码，观看操作视频

病例导入

（1）患者，女性，20岁，2年前曾于外院行右上第一磨牙银汞合金充填术，之后充填物部分脱落，一直无症状，2周前该牙遇冷水疼痛，数秒后缓解，无咬合不适，特来我院要求治疗。根据患者的主观症状、临床检查，结合影像学检查，诊断为"16可复性牙髓炎"。请问应如何为患者治疗？

（2）患儿，男性，10岁，2天前因右上前牙外伤就诊于我院。临床检查：11牙冠远中斜折，髓腔暴露，探诊出血，探痛明显，叩痛（+），无松动。X线片示：11冠部缺损及髓，牙周膜间隙增宽，根尖孔未闭合。根据患者的主观症状、临床检查，结合影像学检查，诊断为"11冠折，露髓"。请问应如何为患儿治疗？

记忆链接

1.盖髓术　盖髓术是一种保存全部活髓的方法，即在接近牙髓的牙本质表面或已暴露的牙髓创面上，覆盖能使牙髓组织恢复的制剂，以保护牙髓，消除病变。根据盖髓剂是否与牙髓直接接触，可分为直接盖髓术和间接盖髓术。

（1）直接盖髓术。用药物直接覆盖在较小的意外穿髓孔，以保存牙髓活力的方法。

1）适应证如下：①根尖孔尚未发育完全，因机械性或外伤性露髓的年轻恒牙；②根尖已发育完全，机械性或外伤性意外露髓，穿髓孔直径不超过0.5mm的恒牙。

2）禁忌证如下：①龋源性露髓的乳牙；②临床检查有不可复性牙髓炎或根尖周炎表现的患牙。

（2）间接盖髓术。将盖髓剂覆盖在接近牙髓的洞底，以保存活髓的方法。主要用于治疗无牙髓炎临床表现的深龋及可复性牙髓炎患牙。适应证如下：①深龋、外伤等近髓的患牙；②深龋引起的可复性牙髓炎，牙髓活力正常，X线片显示根尖周组织健康的恒牙；③无明显自发痛，去净腐质未见穿髓却难以判断是慢性牙髓炎或可复性牙髓炎时，可采用间接盖髓术作为诊断性治疗。

2.活髓切断术 活髓切断术又称牙髓切断术，是切除炎症牙髓组织，以盖髓剂覆盖于牙髓断面，保留正常牙髓组织的方法。

适应证：根尖未发育完全的年轻恒牙，无论龋源性、外伤性或机械性露髓，均可行活髓切断术以保存活髓，直到牙根发育完全。

技术操作

一、目的
（1）掌握盖髓术和活髓切断术的原理和适应证。
（2）掌握盖髓术和活髓切断术的操作技术。

二、操作规程

1. 盖髓术

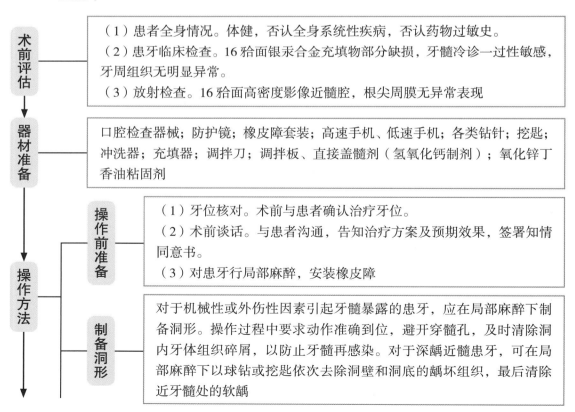

术前评估
（1）患者全身情况。体健，否认全身系统性疾病，否认药物过敏史。
（2）患牙临床检查。16殆面银汞合金充填物部分缺损，牙髓冷诊一过性敏感，牙周组织无明显异常。
（3）放射检查。16殆面高密度影像近髓腔，根尖周膜无异常表现

器材准备
口腔检查器械；防护镜；橡皮障套装；高速手机、低速手机；各类钻针；挖匙；冲洗器；充填器；调拌刀；调拌板、直接盖髓剂（氢氧化钙制剂）；氧化锌丁香油粘固剂

操作方法

操作前准备
（1）牙位核对。术前与患者确认治疗牙位。
（2）术前谈话。与患者沟通，告知治疗方案及预期效果，签署知情同意书。
（3）对患牙行局部麻醉，安装橡皮障

制备洞形
对于机械性或外伤性因素引起牙髓暴露的患牙，应在局部麻醉下制备洞形。操作过程中要求动作准确到位，避开穿髓孔，及时清除洞内牙体组织碎屑，以防止牙髓再感染。对于深龋近髓患牙，可在局部麻醉下以球钻或挖匙依次去除洞壁和洞底的龋坏组织，最后清除近牙髓处的软龋

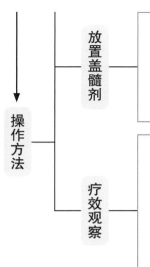

操作方法

放置盖髓剂

（1）露髓者，用温生理盐水缓慢冲洗窝洞，严密隔湿下用消毒棉球轻轻拭干窝洞。将盖髓剂轻敷于露髓点上，并用氧化锌丁香油粘固剂轻轻暂封窝洞。

（2）近髓者用消毒棉球拭干窝洞后，于近髓处用氢氧化钙制剂盖髓，再用氧化锌丁香油粘固剂或玻璃离子粘固剂封闭窝洞

疗效观察

（1）盖髓治疗 1～2 周后无任何症状且牙髓活力正常，可去除大部分暂封剂。洞底保留厚约 1mm 的氧化锌丁香油粘固剂，再垫磷酸锌粘固剂做第二层垫底，用银汞合金或复合树脂永久充填。

（2）盖髓治疗 1～2 周后若仍对温度刺激敏感，可继续观察 1～2 周，待症状消失后行永久充填。

（3）盖髓治疗后出现自发痛、夜间痛等症状，表明病情已发展成不可复性牙髓炎，应去除充填物，改行根管治疗

2. 活髓切断术

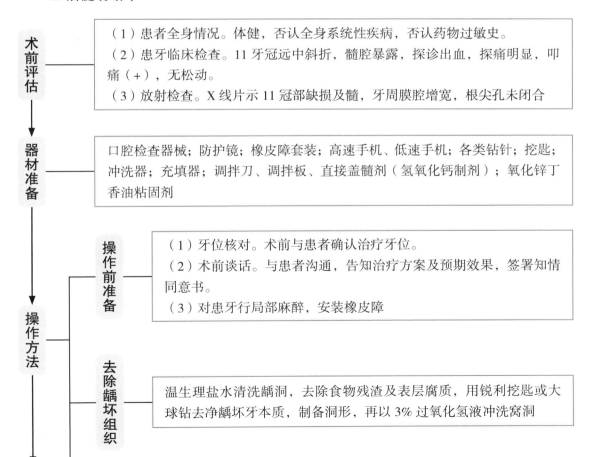

术前评估

（1）患者全身情况。体健，否认全身系统性疾病，否认药物过敏史。

（2）患牙临床检查。11 牙冠远中斜折，髓腔暴露，探诊出血，探痛明显，叩痛（+），无松动。

（3）放射检查。X 线片示 11 冠部缺损及髓，牙周膜腔增宽，根尖孔未闭合

器材准备

口腔检查器械；防护镜；橡皮障套装；高速手机、低速手机；各类钻针；挖匙；冲洗器；充填器；调拌刀、调拌板、直接盖髓剂（氢氧化钙制剂）；氧化锌丁香油粘固剂

操作方法

操作前准备

（1）牙位核对。术前与患者确认治疗牙位。

（2）术前谈话。与患者沟通，告知治疗方案及预期效果，签署知情同意书。

（3）对患牙行局部麻醉，安装橡皮障

去除龋坏组织

温生理盐水清洗龋洞，去除食物残渣及表层腐质，用锐利挖匙或大球钻去净龋坏牙本质，制备洞形，再以 3% 过氧化氢液冲洗窝洞

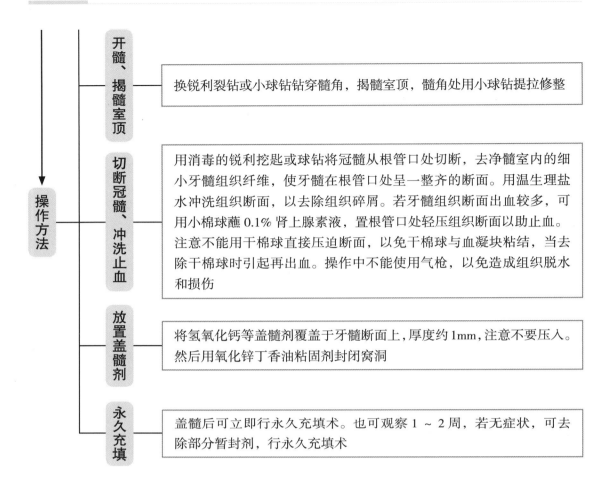

操作方法

开髓、揭髓室顶：换锐利裂钻或小球钻钻穿髓角，揭髓室顶，髓角处用小球钻提拉修整

切断冠髓、冲洗止血：用消毒的锐利挖匙或球钻将冠髓从根管口处切断，去净髓室内的细小牙髓组织纤维，使牙髓在根管口处呈一整齐的断面。用温生理盐水冲洗组织断面，以去除组织碎屑。若牙髓组织断面出血较多，可用小棉球蘸0.1%肾上腺素液，置根管口处轻压组织断面以助止血。注意不能用干棉球直接压迫断面，以免干棉球与血凝块粘结，当去除干棉球时引起再出血。操作中不能使用气枪，以免造成组织脱水和损伤

放置盖髓剂：将氢氧化钙等盖髓剂覆盖于牙髓断面上，厚度约1mm，注意不要压入。然后用氧化锌丁香油粘固剂封闭窝洞

永久充填：盖髓后可立即行永久充填术。也可观察1~2周，若无症状，可去除部分暂封剂，行永久充填术

三、注意事项

（1）盖髓术和活髓切断术必须严格把握适应证，适用于局限、可逆的牙髓病变的治疗。

（2）盖髓术和活髓切断术都应严格执行无菌操作，控制感染是治疗成功的关键。

（3）活髓切断术切除冠髓时，必须用锐利挖匙，以免撕拉根髓。

（4）盖髓术和活髓切断术均需术后2周复诊，无症状者去除部分暂封剂，水门汀垫底，永久充填。

相关拓展

盖髓剂及相关研究

　　活髓保存术能否成功，牙髓能否按活髓保存的原理发生预期变化，除了适应证的正确选择和手术中控制感染和创伤外，盖髓剂也是非常重要的因素之一。理想的盖髓材料应该具有良好的生物相容性，能提供良好的生物矿化微环境，诱导牙髓细胞分化，促进修复性牙本质形成，有较强的杀菌或抑菌作用，药效稳定、持久、便于操作。目前临床上常用的盖髓剂有氢氧化钙和无机三氧化物聚合体（mineral trioxide aggregate，MTA），尚不能完全满足盖髓剂理想性能的要求。

　　由于氢氧化钙本身与牙本质没有粘结性，容易被酸蚀剂中和或被冲洗掉，氢氧化钙盖髓剂经过改良，加入了氨基甲酸酯－烷基丙烯酸树脂，同时也加入了引发剂和促进剂，使其具有良好的抗酸能力，并且可以和牙本质粘结，但其安全性、稳定性以及抗压强度等性能还有待深入研究。

　　此外，也有研究将生物活性材料如胶原蛋白、纤维粘连蛋白、牙本质磷蛋白等试用于盖髓治疗，但由于成本高、效果不稳定，尚未普遍用于临床。

测试题

一、单选题

1.用药物覆盖在较小的意外穿髓孔，以保护牙髓、保存牙髓活力的方法为（　　）

A. 牙髓切断术

B. 间接盖髓术

C. 直接盖髓术

D. 根尖屏障术

E. 根尖诱导成形术

正确答案： C

答案解析： 直接盖髓术是指用药物直接覆盖在较小的意外穿髓孔，以保存牙髓活力的方法。

2. 直接盖髓术的操作步骤（　　）

A. 制备洞形—放置盖髓剂—去除龋坏—永久充填

B. 制备洞形—去除龋坏—放置盖髓剂—永久充填

C. 制备洞形—去除龋坏—盖髓暂封—疗效观察

D. 制备洞形—去除龋坏—放置盖髓剂—疗效观察—永久充填

E. 去除龋坏—制备洞形—盖髓暂封—疗效观察—永久充填

正确答案： E

答案解析： 直接盖髓术的步骤包括去腐、备洞、盖髓、暂封、疗效观察。盖髓治疗 1 ~ 2 周后无任何症状且牙髓活力正常，可去除大部分暂封剂，洞底保留厚约 1mm 的氧化锌丁香油粘固剂，再垫磷酸锌粘固剂做第二层垫底，用银汞合金或复合树脂永久充填。

3. 切除有病变的冠髓，以盖髓剂覆盖于根管根髓断面，保存根髓的活力，维持牙髓组织正常状态和功能的方法称（　　）

A. 直接盖髓术

B. 间接盖髓术

C. 活髓切断术

D. 根尖屏障术

E. 根尖诱导成形术

正确答案：C

答案解析：活髓切断术又称牙髓切断术，是切除有病变的冠髓，以盖髓剂覆盖于牙髓断面，保存正常牙髓组织的方法。

4. 间接盖髓术的适应证不包括（　　　）

A. 外伤近髓患牙

B. X 线片显示根尖出现阴影的患牙

C. 深龋造成的可复性牙髓炎

D. 深龋近髓的患牙

E. 牙髓活力正常的深龋患牙，根尖无病变

正确答案：B

答案解析：间接盖髓术适应证包括深龋、外伤等近髓的患牙；深龋引起的可复性牙髓炎，牙髓活力正常，X 线片显示根尖周组织健康的恒牙；无明显自发痛，去净腐质未见穿髓孔，但难以判断是慢性牙髓炎或可复性牙髓炎时，可采用间接盖髓术作为诊断性治疗。

5. 活髓切断术适用于（　　　）

A. 年轻恒牙充血

B. 年轻恒牙晚期牙髓炎

C. 年轻恒牙外伤性露髓

D. 牙髓病变已波及根髓的年轻恒牙

E. 牙髓全部坏死或并发根尖周炎症的年轻恒牙

正确答案：C

答案解析：活髓切断术适应证包括根尖未发育完全的年轻恒牙，无论龋源性、外伤性或机械性露髓，均可行活髓切断术以保存活髓，直到牙根发育完全。

牙髓病变已波及根髓的年轻恒牙以及牙髓全部坏死或并发根尖周炎症的年轻恒牙需行根尖诱导成形术。

二、名词解释

1. **盖髓术**　盖髓术是一种保存全部活髓的方法，即在接近牙髓的牙本质表面或已暴露的牙髓创面上，覆盖能使牙髓组织恢复的制剂，以保护牙髓，消除病变。根据盖髓剂是否与牙髓直接接触，可分为直接盖髓术和间接盖髓术。

2. **直接盖髓术**　直接盖髓术是指用药物直接覆盖在较小的意外穿髓孔，以保存牙髓活力的方法。

3. **间接盖髓术**　间接盖髓术是指将盖髓剂覆盖在接近牙髓的洞底，以保存活髓的方法。主要用于治疗无牙髓炎临床表现的深龋及可复性牙髓炎患牙。

4. **活髓切断术**　活髓切断术又称牙髓切断术，是切除炎症牙髓组织，以盖髓剂覆盖于牙髓断面，保存正常牙髓组织的方法。

实训十

根管治疗术

扫描二维码，观看操作视频

病例导入

患者，男性，25岁，上前牙冷热刺激疼痛2周，急诊开髓后缓解2天，现就诊于牙体牙髓科进一步处理。结合患者的病史及检查结果，医师应选择何种治疗方法？需要的治疗设备、器械、材料有哪些？操作步骤是什么？

记忆链接

根管治疗术的核心思想是"控制感染"，包含两个方面：一是彻底去除根管内的感染源，用机械和化学方法预备根管，达到清创效果；二是杜绝再感染，通过严密的封闭根管，堵塞空腔，消灭再感染途径，最终达到防止根尖周炎的发生或促进原有根尖周病变愈合的目的。

根管治疗术适应证如下。

（1）不可复性牙髓炎。

（2）牙髓坏死。

（3）牙内吸收。

（4）根尖周炎。

（5）牙根已发育完成的移植牙、再植牙。

（6）某些非龋性牙体硬组织疾病，例如，隐裂牙需进行全冠修复者。

（7）因其他治疗需要而牙髓正常者。

简言之，所有以保存患牙为目的，但不可保存活髓的患牙，均首选根管治疗。

根管治疗的常规步骤包括：进入髓腔、髓腔的冠部预备、根管预备、根管消毒和根管充填。

技术操作

步骤一：进入髓腔

见实训八"开髓术"。

步骤二：髓腔的冠部预备

一、目的

形成根管治疗所需的、从开髓口到达根管口并进入根管的直线通路，同时应尽量保留健康牙体组织为根管预备和根管充填创造条件。

二、操作规程

髓腔的冠部预备	（1）修整髓室壁，建立器械进入根管的直线通路。开髓步骤完成后，应以安全头钻针、长柄球钻去除髓腔内牙本质突起，使全部根管口可以直接暴露在直视的入口视野中。 （2）定位根管口，建立根管通路。用牙髓探针查找根管口，选用小号 K 锉预弯尖端 2～3mm，自根管口以 90°～180° 轻微往返旋转进入根管内，以探明根管的分布、走向和根管内的情况

步骤三：根管预备

一、目的与原则

1. **目的**　根管预备的目的包括根管清理和根管成形。根管清理是指彻底清除根管系统内所有内容物和感染物质；根管成形是指用机械方法使根管形成由根尖狭窄区向根管口方向内径逐渐增大、有一定锥度的根管形态。在近根尖孔处形成根充挡，以利于根管的彻底清洁和根充材料在根管内形成三维严密的充填。

2. **原则**

（1）根管预备必须在准确掌握工作长度的条件下进行。

（2）根管预备的操作必须局限在根尖狭窄区之内，应保持预备前根管原来的位置，避免发生根管偏移。

（3）根管的冠 1/3 部分应充分扩大，一方面容纳足够的冲洗液，加强冲洗效果；另一方面提供足够的空间完成牙胶的加压充填。

3. **根管预备技术中的名词概念**

（1）根管通畅锉。根管预备前用于了解整个根管的走向并可以疏通根管的一支锉，称为根管通畅锉。一般采用 08 号或 10 号预弯的 K 锉进行根管疏通。

（2）初尖锉。从细小根管锉（08 号、10 号、15 号、20 号）开始尝试，能深入根管，达到根尖狭窄处，并在抽出时有紧缩感的最大号锉，称为初尖锉。

（3）主尖锉。完成根尖部预备所用的最大号锉。临床普遍采用的标准是主尖锉应比初尖锉大 2 ~ 3 号，至少应扩大至 25 号。

（4）回锉。根管预备过程中，在换下一号锉预备之前，应回到前一号锉再次到达根管全长，以达到消除台阶、保持根管通畅、带出残屑的作用。

二、操作规程（逐步后退法）

术前准备

（1）患牙准备。已开髓。
（2）器械准备。口镜；探针；镊子；检查盘；敷料盒；水门汀充填器；钻针；扩孔钻；光滑髓针；拔髓针；髓针柄；根管锉；螺旋充填器；根尖定位仪；根管长度测量尺；牙髓探针（DG16）；冲洗用注射器；超声治疗仪；尺子；调拌刀；调拌板。
（3）物品准备。根管冲洗剂（0.5% ~ 5.25% 次氯酸钠溶液或 2% 氯亚明）；根管润滑剂（Glyde）；纸尖；氢氧化钙糊剂；暂封膏

拔髓和根管清理

（1）拔除成形牙髓。根据根管的粗细，选取不同型号的拔髓针，从根管口一侧插入根管，直达根尖部，顺时针旋转 180° 可拔出成条的牙髓。
（2）清理分解状牙髓和根管内的感染物质。先在髓腔内用冲洗器滴入根管荡洗剂，根据根管的粗细，选取不同型号的根管锉，从根管口一侧插入根管，分别依次达根管的冠 1/3、中 1/3 和尖 1/3 处，提拉荡洗。反复提拉荡洗直至出来的荡洗剂清澈无污物为止

测量工作长度

工作长度是指冠部参照点到根尖狭窄部的距离。参照点宜选择坚实的切端、牙尖或洞缘。确定方法如下。
（1）根管器械探测法（指感法）。根管通畅锉进入根尖区 2 ~ 3 mm 阻力逐渐增加。此部位是根管出根尖孔之前的最狭窄区，也是根尖区根管弯曲部位。但当遇到根尖孔未发育完全的年轻恒牙、钙化根管、过度弯曲根管、根尖区有吸收的根管时，手感往往是不准确的。
（2）X 线片估测法。在患牙的 X 线片上，用米尺测量从冠部参照点到 X 线片根尖内 1mm 处的距离并记录为该牙的"估计工作长度"。
（3）电测法。根尖定位仪是目前临床上常用的根管长度的测定方法，其准确率可达 94%

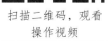

扫描二维码，观看
操作视频

选择初尖锉	首先用细小的不锈钢锉（08号、10号、15号），参照X线片上根管的弯曲度进行预弯，蘸润滑剂（EDTA、Glyde等），轻旋插入根管，探查和通畅根管，可反复提拉，直到预弯的锉能自然地从根管口直达工作长度，在根尖狭窄部有轻微阻力感而不能穿出根尖孔
根尖部预备	从初尖锉开始，依次将根尖部预备到比初尖锉大3号，每支锉均达工作长度，每更换一次器械型号，用大约2ml冲洗剂冲洗一次根管。至少预备到25号，称为主尖锉。主尖锉预备完成后的根管应满足2个条件：主尖锉能宽松而无阻力地插入根管至全工作长度；加压向根尖方向继续推进主尖锉时，主尖锉在根尖狭窄部遇到坚实的抵抗而不能继续向根尖方向移动，证明根充挡已形成。注意根管润滑剂和足够的冲洗液的使用，并注意回锉
根中部预备	当根尖区预备完成后，即主尖锉预备完后，每增大一号根管锉，进入根管的长度减少1mm，即逐步后退。当主尖锉小于60号时，一般做3～4mm的后退预备。如果主尖锉大于60号，后退扩大2号即可。逐步后退时，每次可以用主尖锉回锉，以维持根管通畅，防止根管堵塞
根管冠部预备	可用G钻预备根管的中上部，使之敞开，顺序使用1～3号G钻。每换用大一号G钻时，操作长度减少2mm左右，并用主尖锉回锉和冲洗，以保持根管通畅，管壁平滑。用G钻时只能轻轻向下加压，以免过度切削造成根管内台阶和穿孔的形成
根管壁修整	将主尖锉插入根管工作长度，使用锉法按顺时针方向切削整个根管壁，消除根管壁上可能存在的细小阶梯，并冲洗、洁净根管，最后使根管壁光滑，根管成为连续的锥形

三、注意事项

（1）根管冲洗应贯穿根管机械预备的始终，每支器械进入根管之前应先在根管内注满冲洗液（冲洗液先行），每支器械预备完成后，以足量冲洗液将碎屑冲出根管。

（2）根管锉在根管内不可用蛮力，勿将碎屑推出根尖孔。

（3）遇阻力不可强行进入，以免形成台阶。

步骤四：根管消毒（封药）

一、目的

根管消毒的目的是进一步消毒根管系统，可应用于不能一次完成根管治疗的患牙。常用药物为氢氧化钙糊剂。

二、操作规程

根管消毒 —— 隔离唾液，用吸潮纸尖将根管擦干，用螺旋充填器慢速顺时针旋转将氢氧化钙糊剂导入根管，直至导满，暂封膏封闭洞口。必要时拍 X 线片确定根管内糊剂是否充满

步骤五：根管充填

一、目的与时机

1.目的 严密封闭根管系统，防止感染向根尖周组织扩散；为根尖周组织病变愈合创造有利的生物学环境，促进根尖周病变愈合。

2.时机 患牙无自觉症状，临床检查无异常表现，根管已成形，根管内清洁，无异味或渗出。

扫描二维码，观看
操作视频

二、操作规程（冷牙胶侧方加压技术）

术前准备 ——
（1）器械准备。口镜；探针；镊子；检查盘；水门汀充填器；K 锉（ISO 15 ~ 40 号）；G 钻（1 ~ 3 号）；冲洗针；尺子；侧压器；根管锉；螺旋充填器；根尖定位仪；根管长度测量尺。
（2）物品准备。根管冲洗剂（0.5% ~ 5.25% 次氯酸钠溶液或 2% 氯亚明）；根管封闭剂（氧化锌类或氢氧化钙类）；吸潮纸尖；牙胶尖（ISO 15 ~ 40 号）；暂封膏。
（3）患牙准备。去除暂封物，冲洗根管内封药，隔湿，检查根管内无渗出物，吸潮纸尖干燥根管

核实长度 —— 用标记好工作长度的根管锉（主尖锉型号），探查确实能顺利到达工作长度

试主牙胶尖

选择与主尖锉相同型号的牙胶尖，消毒后，用镊子标记出工作长度，然后置入根管内，检查其是否能顺利按工作长度达到根尖狭窄部。（注意：合适的主牙胶尖在根尖1/3部分与根管壁贴合，在取出时根尖部有回拉阻力，表明主牙胶尖刚好卡在根尖狭窄部。）测试时，如果主牙胶尖超出工作长度，穿过了根尖狭窄部，则应用剪刀剪去牙胶尖尖部超过工作长度的部分或换大一型号的牙胶尖，重复以上测试步骤；如果主牙胶尖短于工作长度，表明所选主牙胶尖的型号过大，换小一型号的牙胶尖再测试，直至选出合适的主牙胶尖并在冠部参照点相应处做出明显的印记

选择侧压器

侧压器应较宽松地到达工作长度，侧压器插入主尖和根管壁之间的理想深度比工作长度少0～1mm，用橡皮片在侧方加压器上标记该长度。如遇弯曲根管，可预弯不锈钢侧压器或选用镍钛合金侧压器

充填根管封闭剂

（1）调制根管充填封闭剂。根据充填的根管数，取适量封闭剂的粉剂和液剂，放在已消毒的玻璃板上，用已消毒的调拌刀调成糊剂，需调成均匀细致、有一定稠度、呈拉丝状并粘调拌刀的糊剂。

（2）使用吸潮纸尖蘸取糊剂，旋转推进导入根管，使封闭剂均匀分布于根管壁

侧方加压充填牙胶尖

（1）插入主牙胶尖。将已消毒及标记好的主牙胶尖蘸上少许封闭剂后，插入根管达冠部参照点标记处。

（2）侧方加压。选用较主牙胶尖小2~3个型号的侧压器，沿主牙胶尖一侧插至标记长度，并将主牙胶尖压向一侧，停留15秒，以防牙胶回弹。将相应副牙胶尖尖端蘸少许封闭剂，插入至侧压器进入的长度，重复上述操作直至侧压器只能进入根管口2～3mm

冠部封闭

用烧热的水门汀充填器将牙胶尖齐根管口处烫断，在根管口向根尖方向做垂直加压，将烫软的牙胶压实，以使根管冠方的牙胶与根管壁更贴合。用酒精棉球擦净髓腔，用暂封膏暂封窝洞

检查根充质量

拍X线片检查根管充填情况。

（1）恰填。根管内充填物恰好严密填满根尖狭窄部以上的空间，充填物距根尖端0.5~2mm，根尖部根管内无任何X线投射影像。

（2）欠填。根管内充填物距根尖端2mm以上，和（或）根尖部根管内仍遗留有X线投射影像。

（3）超填。根管内充填物不仅填满根管，而且超出了根尖孔，填入了根尖牙周膜间隙和（或）根尖周病损区

三、注意事项

（1）根管封闭剂不可充填过满，仅在根管壁涂布一层即可。

（2）侧压器深入根管不可力量过大，以免引起牙根纵裂。

（3）加热器械勿烫伤患者的口唇黏膜。

（4）根管治疗全程应在橡皮障下完成。

（5）根管治疗后应对冠方采取及时有效的修复。

相关拓展

1. 机用器械根管预备法 以 Protaper 冠向下法根管预备技术为例，操作如下。

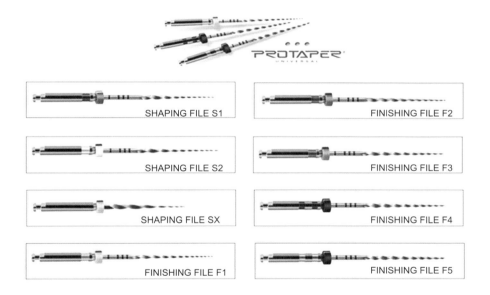

（1）探查根管。使用10号不锈钢K锉寻找和探查根管，然后使用15号锉探查，形成足够的根管空间。

（2）冠部扩展。使用S1加压顺时针旋入，逆时针旋出，深度不超过15号锉，重复，冲洗，直到理想的根管长度。必要时使用SX帮助改善根管口通路。

（3）使用15号锉确定根管长度。

（4）根管冠1/3预备。使用S1扩至工作长度，冲洗。

（5）根管中 1/3 预备。使用 S2 进入根管全长，冲洗。

（6）根尖区 1/3 预备。根管内充满冲洗液，F1 预备到工作长度，冲洗。

（7）依照根尖宽度，可依次预备至 F2、F3。

2.热牙胶垂直加压法根管充填技术（连续波技术） 操作如下。

（1）隔湿，用吸潮纸尖干燥根管。

（2）试主牙胶尖。根据根管形态和长度选择锥度较大的非标准牙胶尖为主牙胶尖，做好长度标记后插入根管拍 X 线片检查。要求主牙胶尖距操作长度 0.5mm，回拉有阻力，主牙胶尖锥度与根管基本一致，主牙胶尖在根尖区与根管壁贴合。

（3）选择垂直加压器。选择 2～3 支垂直加压器，分别与根管根尖 1/3、根中 1/3 和根管口宽度适合。

（4）选择加热装置，要求携热器能够顺利到达距根尖冠方 3～5mm 的位置，并用止动片标记。

（5）涂根管封闭剂及放置主牙胶尖。可用螺旋充填器、主牙胶尖或纸尖涂一薄层封闭剂在根管内；放置主牙胶尖，将消毒后的主牙胶尖蘸一薄层封闭剂，缓慢插入根管内至工作长度，以防止根尖区堆积过多封闭剂。

（6）垂直加压主牙胶尖。使用携热器去除根管口外的多余牙胶，断面下方 3～5mm 的牙胶因受热而软化，用大号的垂直加压器向根尖方向多次均匀加压。随后，将携热器插入根管再移去约 3mm 牙胶，用中号和小号垂直加压器按上述方法按压，反复操作直至根尖部 3～4mm 区域被牙胶充分致密地充填。

（7）用热牙胶注射仪将流动状态的牙胶注射至根管内，每次注射入根管内的长度为 3～5mm。可感觉到边注射边回退，回退至根中 1/3。使用中号垂直加压器向根方加压牙胶尖。再次应用热牙胶注射仪将流动状态牙胶注射至根管内，回退至根管冠部 1/3，并用大号垂直加压器压实。

（8）暂封窝洞，拍 X 线片检查根充效果。

测试题

一、单选题

1. 下列哪项不是根管治疗的适应证（　　）

A. 各型牙髓炎

B. 各型根尖周炎

C. 外伤露髓不可保存活髓

D. 正畸修复需要摘除牙髓

E. 牙周牙髓联合病变

正确答案：A

答案解析： 牙髓炎中的可复性牙髓炎是牙髓组织以血管扩张、充血为主要病理变化的初期炎症表现，若能彻底去除作用于患牙的刺激因素，同时给予患牙适当的治疗，患牙的牙髓是可以恢复到原有状态的，不必行根管治疗。但若外界刺激持续存在，则牙髓的炎症继续发展，患牙转成不可复性牙髓炎，则需要进行根管治疗。

2. 根管充填后，X线片显示根管内充填物距根尖顶点（　　）为恰填

A. 0

B. 0~0.5mm

C. 0~1mm

D. 0.5~1mm

E. 0.5~2mm

正确答案：E

答案解析： 在X线片上判断根管充填情况，当根管内充填物恰好严密填满根尖狭窄部以上的空间，充填物距根尖端0.5~2mm，根尖部根管内无任何X线投射影像，为恰填。当根管内充填物距根尖端2mm以上，和（或）根尖部根管内仍遗留有X线投射影像，为欠填。当根管内充填物不仅填满根管，而且超出了根尖孔，填入了根尖牙周膜间隙和（或）根尖周病损区，为超填。

3. 反映根管预备前根管初始宽度的是（　　）

A. 根管通畅锉

B. 主尖锉

C. 初尖锉

D. 回锉

E. 15 号 K 锉

正确答案： C

答案解析： 根管预备前应试初尖锉，要求既可到达工作长度，又要有紧缩感，目的是准确反映根管初始宽度。

4. 用于根管润滑的药物是（ ）

A.1% 次氯酸钠溶液

B.2% 氯亚明溶液

C.17% 乙二胺四乙酸（EDTA）溶液

D.1% 过氧化氢溶液

E. 生理盐水

正确答案： C

答案解析： EDTA 是一种强效螯合剂，可润滑根管壁，去除玷污层，并使钙化的阻塞物易于去除。通常使用的浓度为 17% 的溶液或凝胶制品，与次氯酸钠冲洗液联合应用时不仅能够去除玷污层，并且有助于具有抗菌作用的次氯酸钠穿透感染牙本质深层。

二、名词解释

根管通畅锉　根管通畅锉是根管预备前用于了解整个根管的走向并可疏通根管的一支锉。一般采用 08 号或 10 号预弯的 K 锉进行根管通畅。

三、填空题

1. 根管治疗的常规步骤包括：（ ）（ ）（ ）。

正确答案： 根管预备、根管消毒、根管充填

2. 根管充填应以（ ）为主，（ ）为辅。

正确答案： 牙胶、封闭剂

四、简答题

简述 X 线片根管充填效果判读。

答：（1）恰填。根管内充填物恰好严密填满根尖狭窄部以上的空间，充填物距根尖端 0.5~2mm 根尖部根管内无任何 X 线投射影像。

（2）欠填。根管内充填物距根尖端 2mm 以上，和（或）根尖部根管内仍遗留有 X 线投射影像。

（3）超填。根管内充填物不仅填满根管，而且超出了根尖孔，填入了根尖牙周膜间隙和（或）根尖周病损区。

实训十一

根尖手术及手术显微镜在牙髓病治疗中的应用

病例导入

患者，女性，24岁，左上前牙外伤数年，牙体缺损，牙龈反复肿包。完善根管治疗后定期复查，X线片显示根尖低密度影像未见明显缩小，边缘清晰，可见致密骨白线。根据患者主观症状、临床检查，结合影像学检查，诊断为"21慢性根尖周炎，根尖周囊肿待查"。下一步应选择何种治疗手段？

记忆链接

1. 显微根尖手术

（1）定义。显微根尖手术是在显微镜逐级放大和照明的作用下，对非手术治疗无法治愈或不能进行的患牙，通过手术的方式，去除根尖周感染组织，切除感染的根尖，再用生物相容性较好的材料封闭根尖的一种手术方法。

（2）适应证。

1）非手术治疗失败：①广泛根尖周骨质破坏；②钙化根管，根管严重弯曲者；③根管系统解剖变异；④操作失误；⑤各种原因引起的根尖孔破坏。

2）已做冠修复，根尖病变扩大或持续存在。

3）根尖周囊肿。

（3）禁忌证。

1）急性根尖周炎或急性颌骨骨髓炎。

2）严重牙周疾病，估计术后牙齿的支持组织不足以稳定该牙者。

3）牙齿严重缺损不能修复者。

4）全身健康状况不良，不宜施行该手术者。

5）患者有严重精神心理疾病，不能配合手术者。

2. 手术显微镜基本结构与使用方法

（1）基本结构。

1）基本部分：目镜、放大系统、物镜和光源。

2）辅助装置：助手镜、摄像机、照相机。

（2）手术显微镜在根管治疗中的作用及意义。

1）放大根管系统：显微镜的多级放大及聚光照明系统可放大视野 2 ～ 30 倍。①低倍（2 ～ 8 倍）：易于看清整个患牙和窝洞，常用于术区定位。②中等（10 ～ 16 倍）：最适宜根管治疗操作。③高倍（20 ～ 30 倍）：常用于观察牙齿及根管内更细微的解剖结构。

2）照明术区：手术显微镜的光源为卤素灯或氙灯，提供自然成像，无颜色偏差，有较高的精确度和清晰度，借助高质量的显微口镜可以将光线反射入根管内，使术者能够看清根管内的结构。

3）监控术区和保存资料：摄像机或照相机可以通过分光器与显微镜相连接。摄像机的视频信号可以显示在监视器上或通过采集卡进入电脑，既增加医患交流，又能够迅速存档，便于临床资料的积累。

（3）使用方法。

1）调整术者椅位的高度、位置：①双脚平放地面，大腿与地面平行或略倾斜；②头、颈、腰背部自然直立，有舒适的支撑；③操作者活动范围以钟点号表示为 10：00 ～ 12：00 点；④调节显微镜角度，物镜与地面成 80° ～ 95° 角，双目镜与地面成 165° ～ 185° 角。

2）调节患者体位、患者头位、口镜位置、物镜位置，确定观察物在视野中央。患者取卧位或半卧位，调整患者头位，使口镜与显微镜的物镜约成 45° 角，同时，患者没有任何不舒服的感觉。

3）调整瞳距和物距，用双眼观察视野，避免单眼操作。

4）从低倍确定视野，逐渐放大和调整焦距达到中倍操作条件（10 ～ 16 倍）。

技术操作

一、目的

通过显微根尖外科手术的方法，去除根尖周感染组织，同时切除感染根尖，再采用生物相容性较好的材料封闭根尖，杜绝再感染，以达到治愈患牙的目的。

二、操作规程

评估

（1）患牙一般情况。21 近中切角缺损，完善根管治疗术后半年复查（图 11-1）。

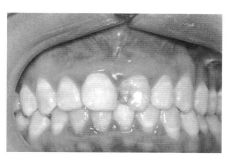

图 11-1　根尖手术术前口内情况

（2）患者全身情况。体健，否认全身系统性疾病，否认药物过敏史。

（3）临床检查。21 近中切角缺损，变色，牙周组织无明显异常。

（4）实验室检查。患者血常规及肝功能等其他实验室检查未见异常。

（5）影像学检查。X 线及锥形束 CT 检查显示根管治疗完善，根尖区大面积低密度影像，边缘可见清晰高密度骨白线

物品与器械准备

（1）一次性灭菌用品。手术衣，手套，麻醉药，注射器，缝针，缝线，无机三氧化物聚合体（MTA）等。

（2）手术包准备。纱布、棉球若干，小量杯，孔巾 1 条，手术刀片、刀柄，探针，镊子，口镜，骨膜剥离器，拉钩，小、中、大号刮匙，球钻，持针器，眼科剪，眼科镊，线剪等。

（3）各种显微器械。椅旁立式手术显微镜及其成像系统，各种超声倒预备系统，微型显微口镜，显微倒充填器，45° 仰角高速手机

手术方法

操作前准备

（1）牙位核对。术前与患者确认手术牙位。

（2）术前谈话。告知手术方案、风险及预期效果，签署知情同意书。

（3）术前口腔卫生控制。术前龈上洁治，必要时龈下刮治；术前 1 天及术前即刻漱口水含漱

消毒、铺巾、局部麻醉

（1）口内消毒。口内 0.5% 碘伏消毒 3 次。

（2）口外消毒。口外 2% 碘伏消毒 3 次，范围为口腔周围 10cm。

（3）铺巾。孔巾对准术区，将头面部遮盖，巾钳固定。

（4）局部麻醉。口内术区神经阻滞麻醉，结合局部浸润麻醉

1. 切口设计　本病例采用 11 远中至 22 远中矩形瓣（图 11-2）。

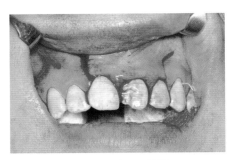

图 11-2　远中矩形瓣切口

（1）垂直切口设计原则。尽可能平行血管走向；避免在骨突表面切口；位于健康骨组织上；避免经过系带和肌肉附着点；避免止于龈乳头上。

（2）水平切口采用沟内切口。

2. 翻瓣　骨膜分离器从垂直切口处入手，先朝向水平切口，翻开黏骨膜瓣，再向根尖区翻开整个矩形瓣，并用拉钩固定，暴露术区（图 11-3）。

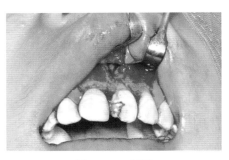

图 11-3　翻瓣

结合根管长度、影像学表现以及局部骨隆突定位根尖。用 45° 仰角高速球钻，在生理盐水冷却下进行去骨，直至暴露根尖。显微镜下操作，尽可能减少对健康骨组织的破坏

（1）根尖搔刮。尽量不破坏肉芽组织或囊壁的完整性。先将刮治器的凹面朝向骨面，向骨组织施加压力，尽量不要穿透肉芽组织，当肉芽组织与骨组织分离后，再将刮治器凹面转向软组织，使之与骨面分离，最后用镊子将分离的肉芽组织完整取出。

手术方法

切口设计、翻瓣

去骨暴露根尖

根尖搔刮及根尖切除

（2）根尖切除。若根尖影响肉芽组织的搔刮，可先切除根尖后搔刮。45°仰角手机高速球钻或金刚砂钻沿牙体长轴垂直方向切除根尖约3mm，用生理盐水冷却，显微镜下修整根尖断面尽可能光滑平整（图11-4）。

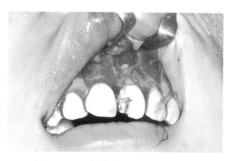

图 11-4　根尖切除并修整断面

（3）显微镜下检查。肉芽组织是否刮除彻底，根尖切除后根管是否有微裂、侧支根管或根管峡部等

（1）倒预备。选择适合角度超声倒预备工作尖，生理盐水冷却和低倍功率下沿根管长轴方向预备，深度约3mm（图11-5）。

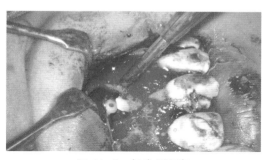

图 11-5　根尖倒预备

（2）显微镜下检查。倒预备窝洞内牙胶及碎屑是否彻底去除，是否有遗漏侧支根管系统，根管峡部是否清理

（1）术区止血隔湿。骨缺损处使用含1∶50000肾上腺素的小棉粒止血，根尖窝洞内生理盐水冲洗，干燥。充填之前取出肾上腺素小棉粒，保留一颗棉粒置于骨缺损表面，防止充填材料污染根尖周组织。

（2）倒充填。将MTA或其他生物相容性较好的材料，使用显微器械输送至根尖倒预备窝洞内，使用根尖倒充填器进行加压充填（图11-6）。

手术方法

根尖搔刮及根尖切除

根尖倒预备

根尖倒充填

手术方法

根尖倒充填

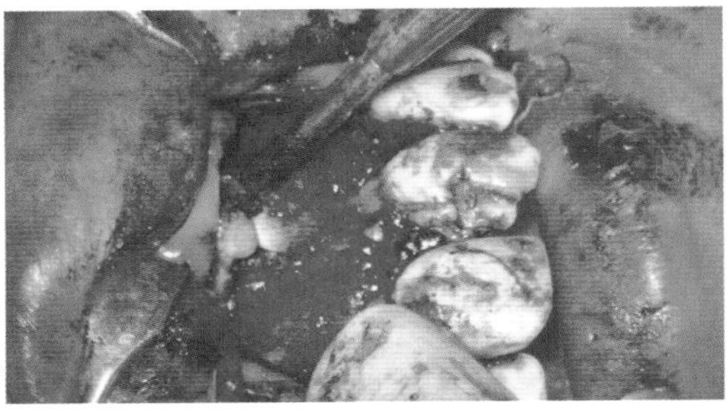

图 11-6　根尖倒充填

（3）显微镜下检查。充填是否严密，去除根尖断面多余充填材料，取出骨缺损腔内棉粒，清理多余材料

瓣的复位与缝合

（1）用生理盐水冲洗术区。

（2）使用刮匙搔刮骨面，使之渗血，充满骨腔。

（3）瓣膜复位，生理盐水纱布压迫组织瓣，使之与骨面紧密贴合。

（4）使用 6-0 或 8-0 丝线缝合术区（图 11-7）。

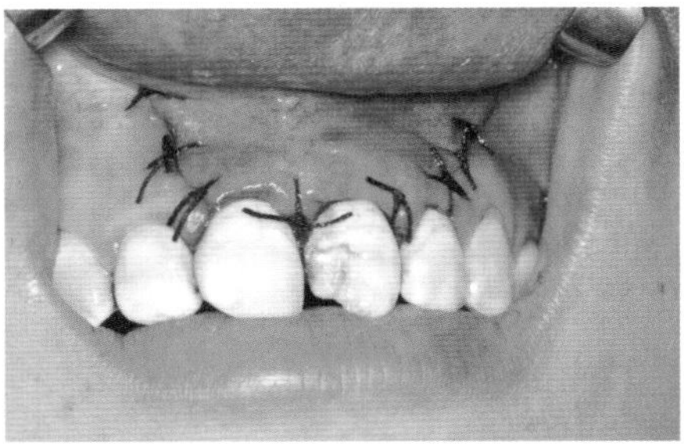

图 11-7　瓣的复位与缝合

术后护理

（1）术后避免剧烈运动，避免挤压面部手术区域，术后 3 天禁烟酒。

（2）术后进软食，多喝水。

（3）不要牵拉口角及嘴唇暴露手术创口，避免破坏手术缝线。

（4）术后创口会有少量渗血，一般将在数小时内自行停止，面部有可能轻度肿胀。

（5）术后每间隔 20 分钟可用冰袋冷敷创口，每次冷敷 20 分钟；12 小时后停止冷敷，使用湿热毛巾进行热敷，持续 2～3 天。

（6）如果术后创口疼痛，请按照医师的指示服用相应药物。

（7）术后连续 5 天漱口水含漱，每日早晚各 1 次。

（8）务必按照医师约诊时间进行拆线。

（9）术后 1、3、6、12 个月定期复查

三、注意事项

（1）严格口内、外消毒，术中时刻注意无菌操作，避免术后感染的发生。

（2）术前评估要充分，评估手术风险，严格排除手术禁忌证。

（3）术中尽可能减轻患者疼痛，随时追加局部麻醉药物。

（4）术中保持组织瓣湿润，防止其发生明显收缩，不利于术区缝合。

（5）助手应及时用吸唾器吸除术区渗出血液，保持视野清晰。

（6）去骨、根尖切除以及倒预备过程中，及时使用生理盐水冷却，防止产热对骨组织及根尖造成损伤。

相关拓展

手术显微镜在牙髓病治疗中的应用

（1）MB2 根管的显微定位与疏通。上颌第一恒磨牙近中颊根的根管形态变异较大，存在近中（MB1）和近中舌（MB2）两个根管的比例较高。肉眼下根管治疗时常常遗漏 MB2，最终导致该牙的治疗失败。在显微镜下，用改良的开髓洞形辅以超声系统可以使 MB2 的发现率明显提高。另外，应用显微镜进行根管预备可以有效避免 MB2 根管内台阶形成和根管壁穿孔的发生，从而提高治疗的成功率。

（2）钙化根管的疏通。钙化根管在临床较为常见，传统方法是使用小号锉探查根管口后，配合其他机用器械沿牙根长轴方向切削牙本质，由于视野有限，极易造成根管偏移甚至根管壁穿孔。在显微镜的直视下，术者可以根据颜色的差异，清楚分辨原发性牙本质、修复性牙本质及继发性牙本质，对切削部位有更精确的判断，有效地避免了偏移和根管壁穿孔的发生。

（3）C 形根管系统的诊断、治疗。恒磨牙 C 形根管系统是一种常见且非常复杂的变异根管形态，因其根管横断面形态呈"C"形而得名，常发生于恒磨牙，以下颌第二磨牙最多见。由于复杂的解剖特点无法用肉眼观察，使得临床上对 C 形根管系统的诊断、清理、成形和充填成为一大难点。显微镜的出现和使用可以清楚显示无法在肉眼下分辨和观察的 C 形根管的细微解剖结构，并使清理、成形、充填根管的操作过程清晰、完善、彻底，使医师的诊疗能够有的放矢地进行，减少了治疗的盲目性，提高了诊疗效果。

（4）根管再治疗。根管系统再治疗涉及到一系列复杂的问题，如根管内充填物的去除（包括牙胶、塑化液、根管封闭剂等），根管内台阶、偏移和穿孔的处理等。在手术显微镜直视下可以对根管的走向、阻塞物的位置和硬度及根管内的清理情况进行检查了解，并结合超声和机用器械逐步去除，可以有效地防止在去除过程中遗漏根管或在根管内造成台阶、偏移和穿孔，同时可以检查去除效果。

（5）根管内折断器械以及桩核的取出。根管预备时器械折断于根管内是临床较为常见的并发症。器械折断有两种原因：①器械持续受力超出弹性限度；②器械反复使用造成弹性疲劳。在手术显微镜下可以确定折断器械的相对位置和与周围牙体组织的关系，配合超声等其他器械，采用适当的方法，取出折断器械。这样可以避免在去除过程中切削过多的牙体组织，防止牙齿结构强度的降低和根管壁的穿孔。另外，借助手术显微镜，可以准确定位桩核及根管壁粘结剂的位置，利用超声器械去除，从而避免切削过多的牙体组织。

（6）根管壁或髓室底穿孔的修补。临床诊断为根管壁或髓室底穿孔时，其完善的修复在保存患牙中起至关重要的作用。在修补过程中，使用显微镜可精确定位穿孔和穿孔周围组织，将充填材料置于穿孔处，从而阻隔根管系统与牙周组织的通连，保存了患牙。而常规治疗往往因为穿孔定位不精确，使修补不完善，治疗失败。

测试题

一、单选题

1. 使用显微镜时，为了更好地观察患牙，口镜与物镜之间的角度一般为（　　）

A. 45°

B. 60°

C. 90°

D. 80°～95°

E. 165°～185°

正确答案：A

答案解析：物镜与地面成80°～95°，双目镜与地面成165°～185°，口镜与物镜之间的角度约为45°。

2. 显微镜最适宜根管治疗操作的放大倍数为（　　）倍

A. 2～4

B. 4～8

C. 10～16

D. 20～30

E. 25～30

正确答案：C

答案解析：低倍（2～8倍），易于看清整个患牙和窝洞，常用于术区定位；中等（10～16倍），最适宜根管治疗操作；高倍（20～30倍），常用于观察牙齿及根管内更细微的解剖结构。

3. 显微根尖手术最常用的切口设计方法为（　　）

A. 龈瓣

B. 半月瓣

C. 三角瓣

D. 扇形瓣

E. 矩形瓣

正确答案：E

答案解析：矩形瓣是根尖手术最为常用的切口设计方法；半月瓣目前已被淘汰；龈瓣操作视野过于局限，适合颈部手术切口，其他瓣膜设计方法都有其特定的适应证。

4. 显微根尖手术根尖切除与牙体长轴的角度为（　　）

A. 30°

B. 45°

C. 60°

D. 没有要求

E. 接近于垂直

正确答案：E

答案解析：传统根尖手术由于受操作视野和器械的局限性，根尖切除角度一般为45°，显微镜以及其他操作器械的使用，使根尖切除可以尽可能地垂直于牙体长轴，既可以减少暴露的牙本质小管，又可以保持牙根的强度。

二、名词解释

显微根尖手术　显微根尖手术是在显微镜逐级放大和照明的作用下，对非手术治疗无法治愈或不能进行的患牙，通过手术的方式，去除根尖周感染组织，切除感染的根尖，再用生物相容性较好的材料封闭根尖的一种手术方法。

三、判断题

1. 高速去骨时，应带水去骨，防止产热对骨组织造成损伤。

正确答案：错

答案解析：高速去骨时，为避免污染术区，应该由助手使用注射器注射生理盐水冷却，避免对骨组织造成损伤，而不是高速手机自带水冷却。

2. 瓣膜复位缝合前，应使用生理盐水纱布压迫瓣膜，使之与骨面贴合，再进行缝合。

正确答案：对

答案解析：组织瓣复位后，用生理盐水润湿的纱布压迫组织瓣，可使瓣与骨之间形成薄纤维层，取代薄血块，平行的纤维束可促进胶原蛋白附着，促进愈合。

四、简答题

1. 垂直切口设计的原则有哪些?

答：（1）尽可能平行血管走向。

（2）避免在骨突表面切口。

（3）位于健康骨组织上。

（4）避免经过系带和肌肉附着点。

（5）垂直切口与水平切口的连接点避免止于龈乳头上。

2. 简述显微根尖手术的适应证。

答：（1）非手术治疗失败。①广泛根尖周骨质破坏；②钙化根管，根管严重弯曲者；③根管系统解剖变异；④操作失误；⑤各种原因引起的根尖孔破坏。

（2）已做冠修复，根尖病变扩大或持续存在。

（3）根尖周囊肿。

实训十二

口腔内科检查与病历书写

病例导入

患者，女性，43 岁，2 个多月以来左上后牙冷热刺激疼痛，近 2 天突然阵发性剧痛，持续 10 分钟至半小时，间隔数小时又发作，昨晚持续剧烈痛且放散至耳颞部，难以入眠，口服止痛片无效，来院求治。请问应如何采集病史、采用哪些口腔检查方法，从而对疾病做出正确诊断以提供治疗呢？

记忆链接

口腔检查是口腔疾病诊治的基础和前提，因为正确的治疗方案来自正确的诊断，正确的诊断离不开全面细致的口腔检查。口腔检查的内容包括病史采集和各种口腔检查方法。口腔医师通过病史采集，可以获得疾病的初步情况，结合具体病情，可以进一步针对性地对牙体、牙周组织、口腔黏膜、口腔颌面部组织等进行检查，然后将病史和检查结果加以综合、分析和判断，做出正确诊断并制定出合理的治疗计划。

口腔疾病和全身疾病有着紧密的联系。口腔疾病可以影响全身，全身系统性疾病也可以有口腔疾病表征，因此，检查者还应该具有整体观念，综合考虑患者全身相关情况，必要时请相关专业人员会诊。

技术操作

步骤一：口腔内科检查

一、目的

（1）掌握口腔内科检查的基本内容和门诊病历的正确书写。

（2）熟悉牙髓活力测试和 X 线检查在口腔内科疾病诊疗中的重要意义。

二、操作规程

检查前准备

（1）环境准备。诊室整洁、宽敞、光线明亮，设备、器械摆放有序，环境安静、舒适，以利于缓解患者的紧张或焦虑情绪。

（2）检查器械准备。口腔综合治疗台；检查盘；口镜；探针；镊子；敷料盒；咬合纸；小冰棒；牙胶棒；酒精灯；牙髓活力电测仪等。

（3）医师准备。医师、助手及护士穿工作服，戴工作帽、口罩，修剪指甲，六步洗手法洗手消毒，戴无菌手套。

（4）椅位准备。医师位于治疗椅的右前方或右后方。患者取仰卧位，调整治疗椅背呈水平位或抬高 7° ～ 15°

一般检查

问诊

问诊的目的是了解疾病发生的时间、表现的症状及其影响因素，以及了解疾病发展的过程和治疗的经过。在问诊过程中要善于抓住重点，按主诉、现病史、既往史和家族史以及与疾病诊断和鉴别诊断有关的问题扼要而系统地询问病史

视诊

（1）内容。

1）口腔颌面部情况：首先观察面部外形，发育是否正常，比较面部左右是否对称，有无肿胀或畸形，观察颌面部皮肤色泽，有无瘢痕和窦道等。

2）牙齿和牙列：观察牙齿的色泽、形态、质地、缺损、畸形、充填体等情况；观察牙齿的数目、牙列是否完整及义齿修复体的情况；观察牙齿的排列、咬合与接触关系。

3）口腔软组织：观察牙龈的色、形、质有无改变。正常牙龈呈粉红色，龈缘薄，表面有点彩。检查牙周时，观察牙龈有无红肿、萎缩、牙周溢脓等情况。

4）检查全口黏膜，包括唇、颊、舌、腭及口底，观察有无色彩异常、瘘管、溃疡、瘢痕或肿物等。

（2）方法。先检查主诉部位，然后再按照"右上→左上→左下→右下"的顺序检查

探诊

（1）内容。

1）探查龋洞时，选用牙科尖探针，探查确定其范围、深度、敏感性、洞底软硬度及有无穿髓点；探查邻面颈部龋要用探针的三弯端仔细探查，以防遗漏；龋洞已充填者，应探查充填物边缘密合度、有无悬突和继发龋；探查牙本质敏感的部位和程度。

扫描二维码，观看操作视频

	探诊	2）牙周探诊时，用牙科尖探针探查有无龈下牙石、牙石的数量和分布以及根分叉处是否累及等。 3）牙周袋探诊，目的是了解牙周袋的分布、类型、深度、附着水平等情况。选用钝头有刻度的牙周探针，以"提插行走法"从远中探到中央再到近中，每颗牙探查6个点，即远中颊点、颊中点、近中颊点、远中舌点、舌中点、近中舌点。 （2）方法。采用握笔式、有支点，不可用力过猛，先检查主诉牙和可疑牙，然后按顺序逐个检查。牙周探诊时支点应稳，使探针与牙长轴方向一致，尽可能靠近牙面
一般检查	叩诊	（1）内容。 1）根据叩诊方向可分为垂直叩诊和侧向叩诊。垂直叩诊法是垂直轻叩牙齿的切缘或𬌗面，叩击方向与牙齿长轴一致，主要检查根尖牙周膜的反应；侧向叩诊法是侧向叩击牙齿的颊面或舌面，叩击方向与牙齿长轴垂直，用以检查根周牙周膜的反应。 2）根尖和根周牙周膜的健康状况由叩诊后患牙是否有痛感和叩诊牙齿时发生声音的清或浊来辨别；检查牙齿劈裂的部位可由不同方向叩诊后的疼痛来判定。 （2）方法。用金属平头器械的末端（如口镜柄），先叩正常对照牙、后叩患牙；叩诊力量宜先轻后重，一般以叩诊正常牙不引起疼痛的力量为适 扫描二维码，观看操作视频
	嗅诊	通过嗅觉辨别气味，对某些口腔疾病协助诊断。如牙髓坏疽和坏死性龈口炎均有腐败性恶臭。嗅诊仅作为辅助诊断方法。口炎患者口腔内有特殊的腐败气味
	扪诊	（1）内容。是医师用手指在病变部位进行触摸或按压，根据患者反应和检查者的感觉进行诊断。 （2）方法。 1）根尖部扪诊：用手指扪压可疑牙根尖部位牙槽骨板软组织，检查有无压痛、脓肿等，双指可用于触扪脓肿的波动感。 2）咬合创伤检查：医师将手指置于可疑牙牙龈缘处，嘱患者做叩齿和咬合运动，如手感震动较大表示有创伤性咬合关系存在。 扫描二维码，观看操作视频

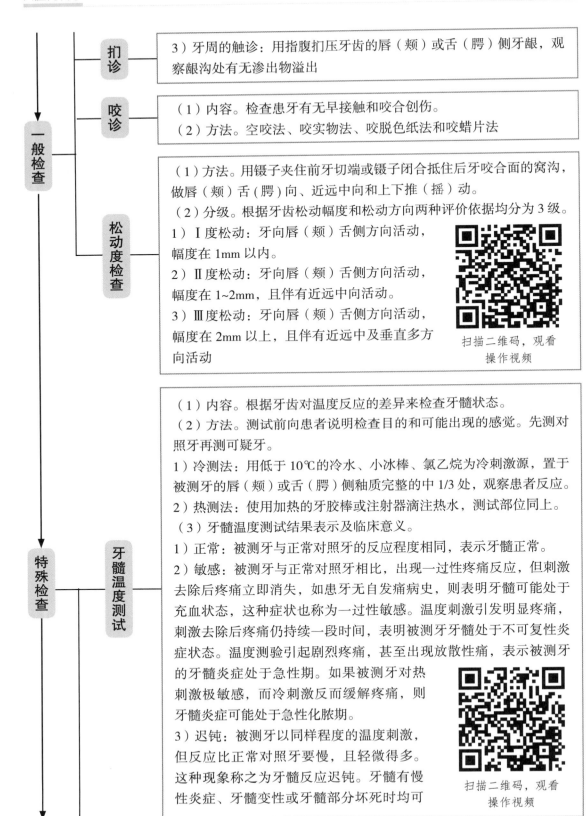

一般检查

扣诊

3）牙周的触诊：用指腹扣压牙齿的唇（颊）或舌（腭）侧牙龈，观察龈沟处有无渗出物溢出

咬诊

（1）内容。检查患牙有无早接触和咬合创伤。
（2）方法。空咬法、咬实物法、咬脱色纸法和咬蜡片法

松动度检查

（1）方法。用镊子夹住前牙切端或镊子闭合抵住后牙咬合面的窝沟，做唇（颊）舌（腭）向、近远中向和上下推（摇）动。
（2）分级。根据牙齿松动幅度和松动方向两种评价依据均分为3级。
1）Ⅰ度松动：牙向唇（颊）舌侧方向活动，幅度在1mm以内。
2）Ⅱ度松动：牙向唇（颊）舌侧方向活动，幅度在1~2mm，且伴有近远中向活动。
3）Ⅲ度松动：牙向唇（颊）舌侧方向活动，幅度在2mm以上，且伴有近远中及垂直多方向活动

扫描二维码，观看操作视频

特殊检查

牙髓温度测试

（1）内容。根据牙齿对温度反应的差异来检查牙髓状态。
（2）方法。测试前向患者说明检查目的和可能出现的感觉。先测对照牙再测可疑牙。
1）冷测法：用低于10℃的冷水、小冰棒、氯乙烷为冷刺激源，置于被测牙的唇（颊）或舌（腭）侧釉质完整的中1/3处，观察患者反应。
2）热测法：使用加热的牙胶棒或注射器滴注热水，测试部位同上。
（3）牙髓温度测试结果表示及临床意义。
1）正常：被测牙与正常对照牙的反应程度相同，表示牙髓正常。
2）敏感：被测牙与正常对照牙相比，出现一过性疼痛反应，但刺激去除后疼痛立即消失，如患牙无自发痛病史，则表明牙髓可能处于充血状态，这种症状也称为一过性敏感。温度刺激引发明显疼痛，刺激去除后疼痛仍持续一段时间，表明被测牙牙髓处于不可复性炎症状态。温度测验引起剧烈疼痛，甚至出现放散性痛，表示被测牙的牙髓炎症处于急性期。如果被测牙对热刺激极敏感，而冷刺激反而缓解疼痛，则牙髓炎症可能处于急性化脓期。
3）迟钝：被测牙以同样程度的温度刺激，但反应比正常对照牙要慢，且轻微得多。这种现象称之为牙髓反应迟钝。牙髓有慢性炎症、牙髓变性或牙髓部分坏死时均可

扫描二维码，观看操作视频

牙髓温度测试

表现为牙髓反应迟钝。被测牙在温度刺激去除数分钟后出现较重的疼痛反应，并持续一段时间，这种症状称之为迟缓性疼痛，表示被测牙牙髓可能为慢性炎症或牙髓大部分已坏死。

4）无反应：被测牙对温度刺激不产生反应，表示牙髓可能坏死或牙髓变性。但下列情况应结合其他检查排除假阴性反应，例如：牙髓过度钙化、根尖未完全形成、近期受过外伤的患牙、患者在检查前使用了止痛药或麻醉剂等，有可能导致温度测验时患牙牙髓无反应

特殊检查

牙髓电活力测试

（1）内容。用电流刺激牙髓，根据牙髓反应判断牙髓状态的方法。牙髓电活力测试法不能作为诊断的唯一依据，必须结合病史及其他检查结果，进行全面分析，做出正确判断。

（2）方法。测试前向患者讲明目的，消除紧张情绪。嘱患者有"麻刺感"时抬手示意。先测对照牙再测可疑牙。将被测牙严格隔离唾液、吹干牙面，在牙面上放少许导电剂，将已调整好的仪器工作端放在牙面中 1/3 处，逐渐加大电流强度，待患者抬手示意有感觉时将工作端离开牙面并记录读数。重复 2 ~ 3 次取平均值。

（3）结果。结果以数字表示，与对照牙相差一定数值则有意义。具体差值因不同厂家的不同产品而异，可参看说明书。（被测牙读数与对照牙相同，说明牙髓活力正常；被测牙读数低于对照牙，说明牙髓敏感；被测牙读数高于对照牙，说明迟钝，牙髓有变性改变。）

（4）测试注意。装有心脏起搏器的患者严禁行牙髓电活力测试

扫描二维码，观看操作视频

X线检查

（1）内容。X 线检查是一项重要的辅助检查方法，能够提供一般检查不能获得的诊断依据，并协助确定治疗计划、评估治疗质量。

（2）方法。口腔内科常用 X 线检查方法包括口内片（根尖片、咬合翼片、咬合片）、全口曲面体层片及锥形束 CT 等。

1）根尖片：同时检查牙冠和牙根，了解牙体、牙周、牙髓组织和根尖周组织病变情况。

2）全口曲面体层片：可用于观察全口牙和牙槽骨的情况。

3）锥形束 CT：可获得三维重建图像，可用于牙体、根管系统、根尖周等组织结构检查。可作为进一步检查的手段选择

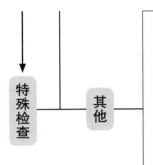

（1）局部麻醉法。当无法确定放散痛病源牙的部位时，可用局部麻醉法协助定位。若注射麻醉后疼痛缓解，则可确定是麻醉区域内的牙齿疼痛。

（2）穿刺检查法。通过穿刺了解肿块或肿胀组织是否可穿刺出内容物，是进行诊断和鉴别诊断的一种方法。可鉴别是实性还是囊性肿物，如穿刺出内容物，可以判断是囊肿液、脓液或血液。

（3）光纤透照检查法。用光导纤维透照牙齿，有助于牙隐裂和早期龋的诊断。

（4）实验室检查。包括血液检查、口腔微生物涂片和培养、活体组织检查和脱落细胞学检查等

三、注意事项

（1）探诊时根据探诊目的、探诊部位选用正确的探针，动作轻柔、支点稳，牙周袋探诊时，沿牙体长轴方向尽可能靠近牙面。

（2）牙髓电活力测验主要用于判断牙髓是死髓还是活髓，但不能作为诊断的唯一依据。牙髓电活力测验存在假阳性或假阴性反应的可能。

1）引起假阳性反应的原因。①探头或电极接触了大面积的金属修复体或牙龈，使电流流向了牙周组织。②未充分隔湿或干燥被测牙，以致电流泄漏至牙周组织。③液化性坏死的牙髓有可能传导电流至根尖周组织，当电流调节到最大刻度时，患者可能会有轻微反应。④患者过度紧张和焦虑，以致在探头刚接触牙面或被问及感受时即示意有反应。

2）引起假阴性反应的原因。①患者事先用过镇痛剂、麻醉剂或酒精饮料等，使之不能正常地感知电刺激。②探头或电极未能有效地接触牙面，妨碍了电流传导至牙髓。③根尖尚未发育完全的年轻恒牙，其牙髓通常对电刺激无反应。④根管内过度钙化的牙，其牙髓对电刺激通常无反应，常见于一些老年人患牙。⑤刚受过外伤的患牙可对电刺激无反应。

3）禁忌证。牙髓活力电测仪可干扰心脏起搏器的工作，故该项测验严禁用于装有心脏起搏器的患者。

（3）X线检查是口腔内科不可缺少的检查方法之一，但它不能代替一般检查方法，单靠X线所见来诊断，常会引起误诊。

相关拓展

牙髓活力测试方法

在临床牙髓疾病的诊断中，正确判断牙髓状态非常重要。最精确的方法是制作牙髓组织的病理切片，但这一操作无法应用于临床。目前常用的牙髓感觉测试方法有：冷测、热测及牙髓电活力测试。冰棒冷测简便易行，但精确度不高，在管理及感染控制方面亦存在不足。制冷剂喷雾或干冰冷测也存在测试结果假阳性，不能用于全瓷冠等问题。热测存在安全隐患，操作不当容易对牙髓产生不可逆的损害。而牙髓电活力测试只能测试牙髓感觉神经的功能，常有假阳性和假阴性结果发生。牙髓活力测试目前多通过测定血流信号，客观评估牙髓血供，比感觉检测更能真实反映牙髓状态。

当前发展的相关技术包括：血氧饱和度测试、激光多普勒技术、激光透射及荧光法等。血氧饱和度测试法仅适用于动脉血流量正常的情况下，当血氧饱和度降低时，便不能得出正确结果。当患牙出现炎症或牙髓发生增龄性变化时，该测试法结果也可能不准确。激光多普勒技术是用多普勒血流仪检测组织内部的血流量。在牙髓活力检测中，用氦氖或半导体作为光源，检查牙髓的血运是否正常，进而判断牙髓状态。是诊断牙髓活力的一种非侵害性的检测方法。不足之处为成本较高，耗时较长，且任何干扰或阻塞光通道的物质均可导致激光多普勒检测结果不准确。

步骤二：病历书写

一、目的

（1）根据龋病、牙髓病和根尖周病等的各种临床表现，做出正确的诊断。

（2）掌握正规的病历书写要求。

二、操作规程

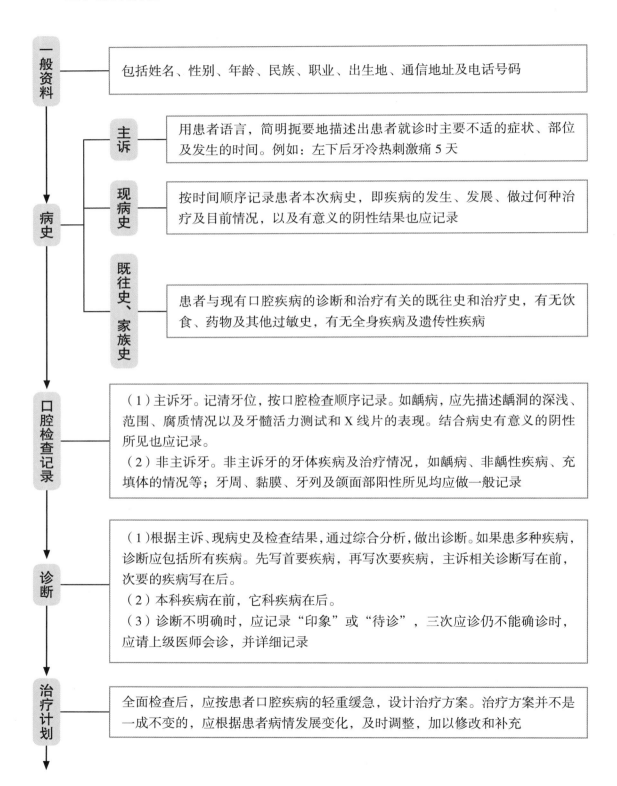

一般资料	包括姓名、性别、年龄、民族、职业、出生地、通信地址及电话号码
病史	**主诉** 用患者语言，简明扼要地描述出患者就诊时主要不适的症状、部位及发生的时间。例如：左下后牙冷热刺激痛 5 天
	现病史 按时间顺序记录患者本次病史，即疾病的发生、发展、做过何种治疗及目前情况，以及有意义的阴性结果也应记录
	既往史、家族史 患者与现有口腔疾病的诊断和治疗有关的既往史和治疗史，有无饮食、药物及其他过敏史，有无全身疾病及遗传性疾病
口腔检查记录	（1）主诉牙。记清牙位，按口腔检查顺序记录。如龋病，应先描述龋洞的深浅、范围、腐质情况以及牙髓活力测试和 X 线片的表现。结合病史有意义的阴性所见也应记录。 （2）非主诉牙。非主诉牙的牙体疾病及治疗情况，如龋病、非龋性疾病、充填体的情况等；牙周、黏膜、牙列及颌面部阳性所见均应做一般记录
诊断	（1）根据主诉、现病史及检查结果，通过综合分析，做出诊断。如果患多种疾病，诊断应包括所有疾病。先写首要疾病，再写次要疾病，主诉相关诊断写在前，次要的疾病写在后。 （2）本科疾病在前，它科疾病在后。 （3）诊断不明确时，应记录"印象"或"待诊"，三次应诊仍不能确诊时，应请上级医师会诊，并详细记录
治疗计划	全面检查后，应按患者口腔疾病的轻重缓急，设计治疗方案。治疗方案并不是一成不变的，应根据患者病情发展变化，及时调整，加以修改和补充

治疗记录

（1）牙体疾病应记录患牙牙位及龋洞、缺损或露髓的部位，主诉牙处理中的关键步骤及其所见，如龋洞去腐后的情况、达牙本质层的深度、有无露髓、敏感程度、所用充填材料及治疗情况。

（2）牙髓疾病应记录开髓时的情况，是否麻醉、有无出血、出血量及颜色、拔髓时牙髓的外观、根管数目及通畅程度等。

（3）根管治疗时应记录各根管预备情况（第一只锉及最后一支锉的型号）以及工作长度（以"mm"为单位），所封药物及根充材料以及充填后 X 线片的表现。

（4）复诊病历应记录上次治疗后至复诊时的症状变化和治疗反应、本次治疗前检查情况、进一步治疗的内容以及下次就诊计划

签名

病历书写完毕，医师应签全名，实习或进修医师还应请指导教师签名

三、注意事项

（1）病历不仅是诊断和治疗的依据，而且是科学研究和教学工作的资料，因此，其具有很强的科学性，临床医师必须以极端负责、严肃认真和实事求是的科学态度，认真地做好病历书写。病历书写要求客观反映情况，一律使用术语表达。

（2）病历同时也具有很强的法律性，病历书写字迹要清楚、禁止涂改、伪造。

四、病历书写举例

初诊病历

姓名：张 ×；年龄：43 岁；性别：女；民族：汉；出生地：天津；职业：职员

日期：×××× 年 ×× 月 ×× 日

主诉：左侧上颌后牙剧痛 3 天。

现病史：近 2 个多月来，左上后牙常有冷热刺激痛及食物嵌塞时痛，近 3 天突然阵发性剧痛，持续 10 分钟至半小时，间隔数小时又发作，昨晚持续剧烈痛且放散至耳颞部，难以入眠，口服止痛片无效，来院求治。

既往史：左侧上颌后牙近 1 年常有食物嵌塞。曾有青霉素过敏史。

检查：26 远中邻面龋损，波及远中边缘嵴，探诊（+++），已穿髓，叩痛（+），冷（+），牙髓电活力测试敏感。牙周情况未见异常。X 线片显示 26 远中面龋损深达髓腔，

近中颊根根尖区根周膜间隙增宽。

诊断：26 慢性牙髓炎急性发作。

建议：26 根管治疗术。

处理：26 局部麻醉下橡皮障隔湿，去除龋坏组织，开髓，揭去髓室顶，拔除牙髓，ProTaper 镍钛锉根管预备，近中颊根 18.5mm F2、远中颊根 18mm F2、腭根 20mm F3，1% 次氯酸钠、生理盐水交替冲洗根管，干燥后根管内置氢氧化钙糊剂，暂封膏暂封。常规医嘱，预约复诊。

签名：周 × ×

复诊病历

日期：× × × × 年 × × 月 × × 日

主诉：左侧上颌后牙治疗后无明显疼痛。

检查：26 暂封完好，叩痛（ - ）。

处理：26 橡皮障隔湿，去除暂封物，超声荡洗根管，干燥后根管糊剂加牙胶尖充填根管，拍 X 线片显示恰填，磷酸锌水门汀垫底，光固化复合树脂充填。常规医嘱。

签名：周 × ×

相关拓展

患者的评估与管理

1. 患者的评估　包括患者全身状况的评估、患牙状况的评估、龋危险性的评估及患者主观情况分析。

（1）全身状况的评估。在详细了解患者全身病史的基础上，评估患者的全身健康状况，以判断患者是否可耐受牙体牙髓治疗及选择合理的治疗方法。包括患者全身状况能否承受治疗、有无影响术后愈合的全身问题以及患者口腔卫生的维护程度。

（2）患牙状况的评估。包括患牙在牙列和口腔中的重要性、治疗困难度和可能的风险、治疗预后、患牙的可修复程度以及患牙的治疗难度。

（3）龋危险性的评估。龋病是最常见的牙体牙髓疾病，牙髓病和根尖周病多由龋病继发而来。因此，在初诊口腔检查和以后的复诊时均应评估患者的龋危险性，以指导制定治疗计划和预防措施。

（4）患者主观情况分析。包括患者对所患疾病和相关治疗的认知程度、患者的期望值、患者的依从性以及患者的经济支付状况。

2. 患者管理

（1）告知义务。治疗前医师应与患者进行充分的沟通，医师有责任向患者告知病情、治疗计划、治疗的疗程、疗次、费用，以及治疗中可能出现的并发症和预后等情况。医师的治疗计划应在取得患者的充分理解和同意后方可实施。

（2）知情同意书。医患之间签署知情同意书，目的是在医疗过程中保障医患双方的权益。患者有知情同意权，作为医师有责任和义务向患者及其家属说明疾病治疗及预后的相关情况。知情同意书的签署不应简单草率地签名，要使患者在真正"明白"的情况下签署，以达到积极配合治疗的目的。

（3）医患沟通。医患沟通是每位医师必须掌握的艺术，是治疗顺利的保证。医患沟通包括治疗前与患者谈话，充分告知病情和治疗计划；治疗中安抚、控制患者出现的恐惧和焦虑情绪；治疗后予以术后医嘱，将注意事项和治疗后可能出现的情况及解决办法提前告诉患者，避免不必要的误解与恐慌。

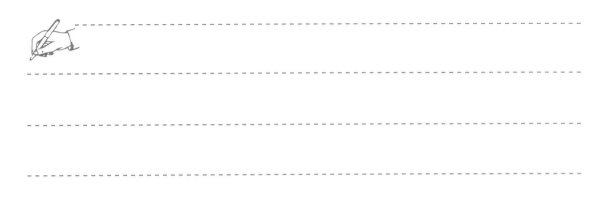

测试题

一、单选题

1. 口腔检查时，医师坐在治疗椅的（   ）

A. 右前方或右后方

B. 右前方或左后方

C. 左前方或右后方

D. 左前方或左后方

E. 右后方或左后方

正确答案：A

答案解析：口腔检查时，医师位于治疗椅的右前方或右后方。

2. 牙髓温度测验的注意事项如下，除外（   ）

A. 隔离唾液

B. 先测对侧同名牙

C. 冷测可用小冰棒

D. 热测可用热牙胶

E. 将刺激源置于牙齿咬合面上

正确答案：E

答案解析：牙髓温度测试应隔离唾液，冷测可用小冰棒、热测可用热牙胶，将刺激源置于被测牙的唇（颊）完好轴面的中 1/3 处，先测对照牙再测可疑牙。

3. 诊断牙本质过敏症的主要方法为（   ）

A. 问诊

B. 探诊

C. 叩诊

D. 望诊

E. 拍 X 线片

正确答案：B

答案解析：探诊是检查牙本质过敏症最常用和简单的方法。用探针针尖在牙面上探查时可发现一个或几个敏感点或敏感区。

4. 牙齿垂直叩诊的目的是检查（　　）

A. 牙本质过敏

B. 龋齿

C. 牙髓炎

D. 根尖炎

E. 牙周炎

正确答案： D

答案解析： 叩诊分垂直叩诊和侧向叩诊，前者叩击方向与牙长轴一致，主要检查根尖牙周膜反应，后者叩击方向与牙长轴垂直，用于检查根周牙周膜的反应。

5. 检查后牙松动度时，镊尖放置在牙齿的位置是（　　）

A. 近中面

B. 远中面

C. 殆面窝沟

D. 舌面

E. 颊面

正确答案： C

答案解析： 用镊尖夹住前牙切端或用闭合的镊子抵住后殆面窝沟，轻轻摇动，依据松动的幅度和方向判断牙齿的松动度。

6. 叩诊的注意事项如下，其中正确的是（　　）

A. 先叩患牙，后叩正常牙齿

B. 用器械的平头工作端做叩诊

C. 力量按从大到小的顺序进行

D. 方向和牙长轴一致用于检查根周牙周膜反应

E. 方向与牙长轴垂直用于检查根尖牙周膜反应

正确答案： B

答案解析： 叩诊用器械的平头工作端，先叩正常牙后叩患牙，力量按从小到大的顺序进行，方向和牙长轴一致用于检查根尖牙周膜反应，方向与牙长轴垂直用于检查根周牙周膜反应。

7.检查牙齿松动度时，Ⅱ度松动是指牙向唇（颊）舌侧方向活动，幅度在（   ），且伴有近远中活动

A. 0.5mm 以内

B. 0.6 ~ 0.9mm

C. 1 ~ 2mm

D. 2.1 ~ 2.9mm

E. 3mm 以上

正确答案：C

答案解析：Ⅰ度松动，牙向唇（颊）舌侧方向活动，幅度在 1mm 以内；Ⅱ度松动，牙向唇(颊)舌侧方向活动，幅度为 1~2mm，且伴有近远中向活动；Ⅲ度松动，牙向唇（颊）舌侧方向活动，幅度在 2mm 以上，且伴有近远中及垂直多方向活动。

二、多项选择题

1. 口腔检查的基本器械包括（   ）

A. 口镜

B. 探针

C. 挖匙

D. 镊子

E. 牙线

正确答案：ABD

答案解析：口腔检查的基本器械包括口镜、探针、镊子。

2. 口腔内扣诊可以检查以下症状（   ）

A. 牙周袋深度

B. 牙髓炎症程度

C. 根尖周病范围

D. 黏膜肿胀范围

E. 溃疡基底范围

正确答案：CDE

答案解析：扣诊是利用医师手指的触觉和患者对触压的反应来进行诊断。借助扣诊可了解病变的部位、大小、范围、形状、有无扣痛、有无波动感等。扣诊无法检查牙髓炎症程度，牙周袋的深度应用探诊检查。

3. 用牙胶棒进行牙髓温度测试时注意事项如下（　　）

　　A. 必须隔离唾液

　　B. 不能刺激龋洞内部

　　C. 先测对照牙，后测患牙

　　D. 要放在牙的切端或咬合面部位测

　　E. 牙胶条加热变软，以不冒烟为准

正确答案：ABCE

答案解析：牙髓温度测试应隔离唾液，冷测可用小冰棒、热测可用热牙胶，将刺激源置于被测牙的唇（颊）完好轴面的中 1/3 处，先测对照牙再测可疑牙。

4. 以下哪些是引起牙髓电活力测试假阳性的原因（　　）

　　A. 外伤不久的患牙

　　B. 液化性坏死的牙髓

　　C. 患者过度紧张和焦虑

　　D. 未充分隔湿或者干燥受试牙

　　E. 探头或电极接触了大面积的金属修复体或者牙龈

正确答案：BCDE

答案解析：牙髓电活力测试时，外伤 6 周以内的牙齿、新萌出的牙齿、牙髓液化性坏死时、不能严格隔湿保持干燥的牙齿、金属全冠修复的牙齿，以及患者过度紧张和焦虑都可能出现假阳性的测试结果。

三、简答题

1. 简述牙齿松动度的记录方法。

答：（1）Ⅰ度松动。牙向唇（颊）舌侧方向活动，幅度在 1mm 以内。

（2）Ⅱ度松动。牙向唇（颊）舌侧方向活动，幅度为 1 ~ 2mm，且伴有近远中向活动。

（3）Ⅲ度松动。牙向唇（颊）舌侧方向活动，幅度在 2mm 以上，且伴有近远中及垂直多方向活动。

2. 简述牙髓温度测试结果表示及临床意义。

答：（1）正常。被测牙与正常对照牙的反应程度相同，表示牙髓正常。

（2）敏感。被测牙与正常对照牙相比，出现一过性疼痛反应，但刺激去除后疼痛立即消失，如患牙无自发痛病史，则表明牙髓可能处于充血状态，这种症状也称为一过性敏感。温度刺激引发明显疼痛，刺激去除后疼痛仍持续一段时间，表明被测牙牙髓处于不可复性炎症状态。温度测验引起剧烈疼痛，甚至出现放散性痛，表示被测牙的牙髓炎症处于急性期。如果被测牙对热刺激极敏感，而冷刺激反而缓解疼痛，则牙髓炎症可能处于急性化脓期。

（3）迟钝。被测牙以同样程度的温度刺激，但反应比正常对照牙要慢，且轻微得多。这种现象称之为牙髓反应迟钝。牙髓有慢性炎症、牙髓变性或牙髓部分坏死时均可表现为牙髓反应迟钝。被测牙在温度刺激去除数分钟后出现较重的疼痛反应，并持续一段时间，这种症状称之为迟缓性疼痛，表示被测牙牙髓可能为慢性炎症或牙髓大部分已坏死。

（4）无反应。被测牙对温度刺激不产生反应，表示牙髓可能坏死或牙髓变性。但下列情况应结合其他检查排除假阴性反应，例如：牙髓过度钙化、根尖未完全形成、近期受过外伤的患牙、患者在检查前使用了止痛药或麻醉剂等，有可能导致温度测验时患牙牙髓无反应。

实训十三

牙周专科检查

扫描二维码，观看操作视频

病例导入

患者,男性,40岁,刷牙出血3年,逐渐加重,近1年来自觉牙齿有松动,咀嚼无力。在病史采集的基础上,针对该患者,请问应进行哪些牙周专科检查?

记忆链接

（1）牙周病是指发生在牙周组织的疾病,包括牙龈病和牙周炎两大类。牙龈病是发生在牙龈组织的疾病,而牙周炎是累及牙龈、牙周膜、牙槽骨和牙骨质的炎症性、破坏性疾病。

（2）牙周病患者常见的主诉症状有牙龈出血、牙齿松动、牙齿移位出现间隙、牙龈肿胀、牙龈肿痛、咀嚼无力、口臭等。

（3）牙周病病因复杂,目前公认牙周病是多因素疾病,其中菌斑生物膜是最重要的致病因素。菌斑的细菌及其产物是引发牙周病必不可少的始动因子,牙周病的发生、发展还受其他局部刺激因素和全身因素的影响。

（4）牙周病患者应该在病史采集基础上做临床检查。牙周病患者的临床检查内容包括:①全身检查,包括血压、血糖、血常规、凝血功能等;②口腔检查,包括牙体检查、口腔黏膜检查等;③牙周专科检查,包括口腔卫生、牙龈、牙周探诊、咬合关系、影像学检查等。

技术操作

一、目的

掌握全面、规范的牙周专科检查技术,明确诊断和制定、完善治疗方案。

二、操作规程

患者评估

患者体健，否认全身系统性疾病，否认药物过敏史。有刷牙出血、牙齿松动等典型的牙周病临床表现

器械准备

口腔检查器械（口镜、镊子和牙科探针）、口杯；牙周探针；菌斑显示剂；咬合纸；影像学诊断设备及 X 线片（根尖片、曲面断层片）

操作方法

口腔卫生检查

1. 菌斑、软垢

（1）检查方法。

1）直接观察法：通过肉眼或用口镜反光观察，或使用探针尖的侧面划过牙面，来判断牙面及龈缘附近的菌斑和软垢量。菌斑量少时薄而无色，应使用气枪将牙面吹干后仔细观察。

2）菌斑显示剂法：用蘸有菌斑显示液的小棉球在每两个相邻牙之间挤压，使菌斑显示剂扩散至牙面，涂布全口牙的颊、舌面，再用清水漱口，然后进行观察，着色区即为菌斑存在区。可用菌斑控制记录卡，并计算有菌斑牙面的百分率（图 13-1）。

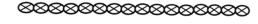
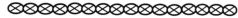

BOP: _____

图 13-1 菌斑记录卡

（2）记录方法。

1）少量、中等量、大量。

2）Silness 和 Loe 菌斑指数（Plague index, PLI）：0= 龈缘区无菌斑；1= 龈缘区的牙面有薄的菌斑，但视诊不易见，用探针尖的侧面可刮出菌斑；2= 在龈缘或邻面可见中等量的菌斑；3= 龈沟内或龈缘区及邻面有大量菌斑。

3）软垢指数（debris index, DI）：0= 牙面上无软垢；1= 软垢覆盖面积占牙面 1/3 以下；2= 软垢覆盖面积占牙面 1/3 ~ 2/3；3= 软垢覆盖面积占牙面 2/3 以上。

2. 牙石

（1）检查方法。直接或通过口镜观察龈上牙石在牙面上的覆盖和分布，并结合使用探针，在龈沟内沿牙面从远中划向近中，以探查龈下牙石情况。用气枪将牙龈缘吹开，有助于观察到龈下牙石。

（2）记录方法。

1）少量、中等量、大量。

操作方法	口腔卫生检查	2）牙石指数（calculus index, CI）：0= 龈上、龈下无牙石； 1= 龈上牙石覆盖占牙面 1/3 以下； 2= 龈上牙石覆盖面积占牙面 1/3 ~ 2/3，或牙颈部有散在龈下牙石； 3= 龈上牙石覆盖面积占牙面 2/3 以上，或牙颈部有连续而厚的龈下牙石。 **3. 其他局部刺激物** 不良修复体、食物嵌塞等
	牙龈检查	（1）颜色。正常为淡粉色，游离龈色泽较附着龈略深，炎症时牙龈有充血发红、瘀血暗红等病理性变化，为鲜红色或暗红色。 （2）形态。正常游离龈包绕牙颈部，菲薄并贴于牙面，但不与牙附着，与牙面之间有间隙为龈沟；附着龈紧附于牙槽骨，表面有橘皮样凹陷小点的点彩；龈乳头充满于牙间隙；邻面中央部分凹下区为龈谷。炎症时有龈缘肿胀、圆钝、肥大、增生、点彩消失等表现，轻者仅波及游离龈和龈乳头，重者波及至附着龈。 （3）质地。正常牙龈质地坚韧、有弹性。炎症时龈组织张力减低，变松软、质地松脆。 （4）牙龈出血。观察有无牙龈自发出血、探诊后出血，牙龈出血情况可用探诊出血（bleeding on probing, BOP）和出血指数（bleeding index, BI）表示。 1）探诊出血：根据探诊后有无出血，记为 BOP 阳性 (+) 或阴性 (−)，BOP 是指示牙龈有无炎症的较客观指标。操作时，使用钝头牙周探针的尖端置于龈缘下 1mm 左右，轻轻沿龈缘滑动后片刻观察有无出血。 2）出血指数：用钝头牙周探针轻探入龈沟或牙周袋内，取出探针 30 秒后，观察有无出血及出血程度。 Mazza 出血指数：0= 牙龈健康，无炎症和出血；1= 牙龈颜色有炎症性改变，探诊不出血；2= 探诊后有点状出血；3= 探诊出血沿牙龈缘扩散；4= 出血流满并溢出龈沟；5= 自动出血。 （5）龈缘位置。正常龈缘位于釉牙骨质界冠方 2 ~ 3mm。检查时应注意观察有无牙龈退缩，或龈缘因肿胀、增生而移向冠方，形成龈袋或牙周袋。 （6）附着龈宽度。是膜龈联合至正常龈沟底的距离。确定膜龈联合的位置的方法包括两种。 1）观察法：附着龈为淡红色，而牙槽黏膜为深红色，两个颜色之间的界限即为膜龈联合。 2）黏膜牵拉法：附着龈有角化、质地坚韧不能移动，牙槽黏膜无角化，可移动，可通过牵拉唇颊部或用牙周探针将牙槽黏膜向龈缘方向推移，牙槽黏膜能移动，而附着龈不能移动，两者之间的皱褶线即为膜龈联合。 （7）附着位置。还应注意观察唇、颊系带附着位置有无异常

操作方法

牙周探诊

（1）工具。牙周探针，其顶端为钝头，顶端直径约0.5mm，探针上有刻度。常用的探针有Williams探针（刻度为1、2、3、5、7、8、9、10mm）和2mm间隔刻度的黑白相间牙周探针（刻度为2、4、6、8、10、12mm）。

（2）牙周探诊方法。

1）体位：术者一般位于患者的右后方。探诊上颌牙时，患者稍仰头，上颌𬌗平面与地面成60°左右，探诊下颌牙时，患者稍低头，下颌𬌗平面与地面平行。

2）器械握持：改良握笔法。

3）支点：探诊时要有支点，可以是口内支点，也可以是口外支点。

4）探诊方向：探诊时探针应与牙体长轴平行，顶端紧贴牙面，避开牙石，直达袋底。探查邻面时，探针要紧靠接触区处探入，探针可稍倾斜以便能探入接触点下方的龈谷处（图13-2）。

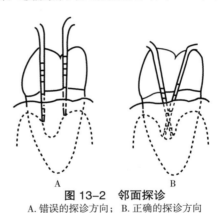

图 13-2　邻面探诊
A.错误的探诊方向；B.正确的探诊方向

5）力量：轻力，为20～25g。

6）探诊方式：以提插方式移动探针。

7）探诊位点：每颗牙探查和记录6个部位，即颊侧近中、中央、远中及舌侧近中、中央、远中位点。

8）龈缘到釉牙骨质界（cemento-enamel junction, CEJ）距离的测量：用牙周探针测量，以"mm"为单位记录。若龈缘正位于釉牙骨质界处，则此距离为0，若龈缘位于釉牙骨质界的根方，则记为负值，此距离为龈退缩的距离；若龈缘位于釉牙骨质界的冠方，在探得袋深，探针沿牙根面退出时，用探针尖端探查釉牙骨质界的位置，然后测量龈缘至釉牙骨质界的距离。记录时同样记录每颗牙的6个位点。

9）附着水平或附着丧失的计算：探诊深度减去龈缘至釉牙骨质界的距离，以"mm"为单位记录。

10）全口牙齿探诊时，要按一定顺序进行。

11）牙周系统检查表见实训十九"附表"。

（1）工具。专门设计的根分叉探针或尖探针，根分叉探针顶端为钝头，有的探针上有刻度。

（2）探查方法。用探针探查多根牙的根分叉区。检查下颌磨牙时，从颊侧和舌侧中央处分别探查；检查上颌磨牙时，从颊侧中央处探查颊侧根分叉区，从腭侧的近中和远中分别探查近中和远中的根分叉区。

（3）探查内容。是否能探到根分叉区、探针能否水平方向进入分叉区及水平方向探入的程度、分叉的大小、根柱的长度、有无釉突。还应注意检查根分叉区是否暴露。

（4）根据根分叉区探入程度和 X 线片显示的根分叉区骨密度情况对根分叉病变进行分度。Glickman 根分叉病变分度标准如下。

1）Ⅰ度：属于早期病变。根分叉的骨质吸收很轻微，虽然从牙周袋内已能探到根分叉的外形，但尚不能水平探入根分叉内；牙周袋属于骨上袋。X 线片检查通常看不到改变。

2）Ⅱ度：在多根牙的一个或一个以上的分叉区已有骨吸收，但尚未与对侧相通，因为根分叉尚有部分牙槽骨和牙周膜的存在。探针能从水平方向部分进入分叉区内。X 线片一般仅显示根分叉区的牙周膜增宽，或骨密度有小范围的降低。

3）Ⅲ度：根分叉区的牙槽骨全部吸收，形成"贯通性"病变，探针能水平通过分叉区，但它仍被牙周袋软组织覆盖而未直接暴露于口腔。仍有牙龈覆盖；下颌磨牙的 X 线片显示根分叉区有完全的透影区，上颌磨牙的 X 线片由于牙根的相互重叠而使病变不明显。

4）Ⅳ度：根间骨隔完全破坏，且牙龈退缩使根分叉区完全暴露于口腔。X 线片所见与Ⅲ度病变相似

操作方法 — 根分叉探查

牙齿松动度检查

（1）工具。镊子。

（2）检查方法。用镊子尖端抵住后牙𬌗面窝或夹住前牙切缘，做颊（唇）舌向、近远中向和垂直向的摇动。观察牙齿移动的方向和幅度。

（3）记录方法。

1）Ⅰ度松动：牙向唇（颊）舌侧方向活动，幅度在 1mm 以内。

2）Ⅱ度松动：牙向唇（颊）舌侧方向活动，幅度为 1 ~ 2mm，且伴有近远中向活动。

3）Ⅲ度松动：牙向唇（颊）舌侧方向活动，幅度在 2mm 以上，且伴有近远中及垂直多方向活动

操作方法

咬合关系检查

（1）𬌗的检查。

1）正中𬌗又称为牙尖交错𬌗，是上下牙最密切广泛的接触。检查时观察下颌位置是否在正中位，上下颌牙是否达到最广泛且密切接触的𬌗关系，上下前牙的中线是否一致，牙排列是否正常，有无拥挤或牙错位、扭转等错𬌗；覆𬌗及覆盖程度是否正常，有无深覆𬌗、深覆盖或反𬌗、锁𬌗等。

2）检查𬌗面磨耗程度是否均匀，如前牙磨耗明显，多为内倾型深覆𬌗，如后牙呈杯状磨耗，可能有紧咬牙；如前牙的切缘尖锐不齐或后牙牙尖的功能斜面（如下牙颊尖的颊侧斜面）有光亮的磨损小平面，提示有磨牙症等。

3）检查有无牙松动或移位、牙缺失或牙倾斜等。

（2）早接触的检查。当下颌从休息位置慢慢向上移到上下牙发生接触时，如果只有少数甚至个别牙接触，而不是广泛的密切接触，称为早接触；检查咬合有无异常时，首先要检查有无早接触以及早接触的位置。

（3）𬌗干扰的检查。

1）在前伸咬合达到前牙刃相对的过程中，后牙一般无接触，若后牙有𬌗接触，则称为𬌗干扰。检查时可用牙线或用镊子夹玻璃纸条放在后牙区，若前伸时后牙能咬住牙线或玻璃纸，则说明后牙有𬌗干扰。

2）侧向𬌗时，工作侧牙接触，非工作侧牙一般不接触，若有𬌗接触，则为𬌗干扰。检查时按上述方法用牙线或玻璃纸放在非工作侧，下颌侧向运动时，若非工作侧能咬住牙线或玻璃纸，说明非工作侧有𬌗干扰。

（4）𬌗检查的方法步骤。在检查前必须先调整好椅位，使患者坐正，双眼正视前方，视线与地面平行。还应教会患者正确地进行各种咬合运动。以便获得正确的检验结果，具体方法如下。

1）视诊：𬌗关系、早接触或𬌗干扰等均可先用视诊初步确定。再用其他的方法进一步确定准确位置。

2）扣诊：用食指的指腹轻按于上颌牙的唇颊面近颈部，让患者做咬合运动，手指感到有较大的振动或动度的牙，可能存在早接触。但若早接触的牙不松动时，不一定有明显的震感。

3）咬合纸法：擦干牙的𬌗面，将轻薄型的咬合纸放于下牙𬌗面上，令患者做正中咬合，然后取出咬合纸检查，一般在𬌗面的蓝色印迹比较均匀，若有浓密蓝点且范围较大，甚至将纸咬穿，该处牙面可呈中心点白点而周围蓝色，即为早接触点。重复检查时应先将蓝色点擦去，以免蓝点过多不易辨别。咬合纸还可用于前伸𬌗或侧向𬌗

<table>
<tr><td rowspan="2">操作方法</td><td>咬合关系检查</td><td>的检查。目前已有红蓝两种薄型咬合纸，检查时先用蓝或红咬合纸检查正中殆，然后用红或蓝色咬合纸做前伸殆或侧向殆检查，更为方便。
（5）食物嵌塞的检查。在嵌塞的部位检查嵌塞的原因。首先检查殆面及边缘嵴有无磨损，邻面接触区是否增宽，颊舌外展隙是否变窄，对颌牙齿有无充填式牙尖或尖锐边缘嵴，有无松动、移位、缺牙或排列不齐等情况，并用探针检查嵌塞部位有无纤维食物残渣，牙齿有无邻面龋。牙线检查：取一段牙线放在殆面加压，轻轻通过接触区压向牙龈缘，若牙线能无阻挡地通过邻面接触区，则表示接触区不紧密，若通过有一定阻力，则表示接触区紧密</td></tr>
<tr><td>影像学检查</td><td>（1）正常牙周组织的影像学表现。
1）牙槽骨：牙根周围的固有牙槽骨表现为连续阻射的白色状致密影，称为硬骨板。松质骨的骨髓腔呈透射，骨小梁成阻射，互相交织成网状。正常情况下，牙槽嵴顶到釉牙骨质界的距离为 1 ~ 1.5mm，不超过 2mm。这是确定有无骨吸收的重要参照标志。
2）牙周膜：在 X 线片上牙周膜占据一定的空隙称为牙周膜间隙，为宽 0.18 ~ 0.25mm 的连续而均匀的线状黑色透射带，其宽度的变化对牙周病的诊断有重要意义。
（2）牙周炎的影像学表现。患牙周炎时，由于牙槽骨的破坏，硬骨板常不完整或消失，而牙周膜间隙也相应显示增宽或明显增宽。在 X 线片上主要显示牙齿近远中的骨质情况，而颊舌侧牙槽骨因与牙齿重叠而显示不清晰。在标准根尖片上，当牙槽嵴顶到釉牙骨质界的距离超过 2mm 时，即可认为有牙槽骨吸收。
在 X 线片上牙槽骨吸收的类型表现为水平型或垂直型吸收。
1）水平型吸收：牙槽骨高度呈水平状降低，骨吸收面呈水平状或杯状凹陷。前牙因牙槽嵴窄，多呈水平型。
2）垂直型吸收：X 线片显示骨的吸收面与牙根间有一锐角形成，也称角形吸收，多发生于牙槽间隔较宽的后牙。
（3）骨吸收程度。一般按吸收区占牙根长度的比例来描述，通常分为三度。
1）Ⅰ度：牙槽骨吸收在牙根的颈 1/3 以内。
2）Ⅱ度：牙槽骨吸收超过根长的 1/3，但在根长 2/3 以内，或吸收达根长的 1/2。
3）Ⅲ度：牙槽骨吸收占根长 2/3 以上</td></tr>
</table>

相关拓展

锥形束 CT

随着现代口腔医学的发展，传统的 X 线片由于其二维影像固有的局限，如影像重叠、失真及无法提供与颌骨长轴方向垂直的横断面影像等，已不能满足临床诊疗工作的需要。锥形束 CT（cone beam computed tomography，CBCT）是目前较为先进的牙科影像诊断技术，通过 X 线管沿头部旋转一周，获得 X 线平片原始数据，再通过计算机设定的厚度及运行程序，在三维方向上重建影像，并可以在扫描范围内任何方向、任何层面及任意间隔的截面图。CBCT 放射量较低，图像分辨率较高，对小的骨结构细节分辨率高，可以在三维空间清晰地显示牙体、牙根、髓腔、牙槽骨的形态，所以一经推出便在口腔临床领域得到广泛的应用。近年来，CBCT 已运用于牙体牙髓病学、牙周病学、口腔颌面外科学、正畸学和种植学等的诊疗工作中，对于牙周病的诊断具有重要的意义。

测试题

一、单选题

1. 牙周炎早期 X 线片显示（　　）

A. 根尖暗影

B. 牙周膜增宽

C. 牙槽骨呈垂直式吸收

D. 牙槽嵴顶的硬板吸收

E. 牙槽骨呈水平式吸收

正确答案：D

答案解析： 牙周炎早期牙槽骨吸收主要局限于牙槽嵴顶的皮质骨，表现为硬骨板模糊或虫蚀状。

2. 临床上判断牙龈有无炎症的最可靠的指征是（　　）

A. 口臭

B. 牙龈退缩

C. 牙齿松动

D. 牙周袋加深

E. 轻探龈沟后有出血

正确答案：E

答案解析： 牙周炎患者牙龈表面可有修复性表现，牙龈色、形、质与正常牙龈相近，但由于牙周袋内壁炎症，探诊会有牙龈出血。

3. 在牙周炎症明显的部位，牙周探诊的深度常大于组织学上的龈沟深度，其原因在于（　　）

A. 牙龈组织变薄

B. 探针选择不当

C. 假性牙周袋的存在

D. 附着水平在炎症时降低

E. 组织对机械力的抵抗减弱导致探针易穿透袋底结合上皮达结缔组织内

正确答案：E

答案解析：当牙周组织炎症较重时，由于组织水肿和结缔组织内胶原纤维大部破坏，同样的探诊力量可使探针穿透袋底结合上皮达到结缔组织内，终止于炎症区外围的正常胶原纤维的冠方，这样所测得的袋深度大于实际深度。

4. 探诊后有点状出血，出血指数应该记为（　　）

A. 1

B. 2

C. 3

D. 4

E. 5

正确答案：B

答案解析：Mazza 出血指数记分标准， 0= 牙龈健康，无炎症和出血 ;1= 牙龈颜色有炎症性改变，探诊不出血 ;2= 探诊后点状出血 ;3= 探诊出血沿龈缘扩散 ;4= 出血流满并溢出龈沟 ;5= 自动出血。

5. 牙周探诊检查，探诊深度 6mm，龈缘位于釉牙骨质界冠方 2mm，该位点附着丧失为（　　）

A. 2mm

B. 3mm

C. 4mm

D. 5mm

E. 6mm

正确答案：C

答案解析：附着丧失是指牙周袋底到釉牙骨质界的距离，没有牙龈退缩时，附着丧失是牙周袋深度减去龈缘到釉牙骨质界的距离的差值。

6. 牙周探诊检查，探诊深度 4mm，牙龈退缩 1mm，该位点附着丧失为（　　）

A. 1mm

B. 2mm

C. 3mm

D. 4mm

E. 5mm

正确答案： E

答案解析： 有牙龈退缩时，附着丧失是牙周袋深度与龈缘到釉牙骨质界的距离相加之和。

7. X 线片上判断牙槽骨有吸收的一般参照标准是牙槽嵴顶到釉牙骨质界的距离大于（ ）

A. 0.5mm

B. 1mm

C. 2mm

D. 3mm

E. 4mm

正确答案： C

答案解析： 健康牙槽骨的牙槽嵴顶距离釉牙骨质界小于 2mm。

8. 右下第一磨牙，颊舌侧根分叉贯通，牙龈无明显退缩，该牙根分叉病变应记为（ ）

A. Ⅰ度

B. Ⅱ度

C. Ⅲ度

D. Ⅳ度

E. Ⅴ度

正确答案： C

答案解析： Glickman 根分叉病变分度标准如下。Ⅰ度：探及根分叉外形，水平方向不能探入；Ⅱ度：水平方向可以探入，但未与对侧相通；Ⅲ度：根分叉区牙槽骨全部吸收，形成贯通性病变，但仍被牙龈覆盖；Ⅳ度：根分叉区贯通性病变，牙龈退缩，根分叉区完全暴露。

二、名词解释

牙周附着水平 牙周附着水平是指龈沟底或牙周袋底至釉牙骨质界的距离，反映了牙周组织的破坏程度。

三、判断题

1. 为保证牙周探诊的准确性，检查时应使用较大的力量直达袋底。

正确答案：错

答案解析：牙周探诊检查使用专门的牙周探针，并使用轻力，力量范围是 20 ～ 25g。

2. 邻面探诊时，探针紧贴接触点，并向邻面中央稍倾斜，以保证探针尖端指向邻面中央龈谷部位。

正确答案：对

答案解析：邻面探诊的正确方法。

四、简答题

简述牙周专科检查的主要内容。

答：（1）口腔卫生状况。

（2）牙龈状况。

（3）牙周探诊。

（4）根分叉病变。

（5）牙齿松动度。

（6）咬合关系。

（7）影像学检查。

实训十四

龈上洁治术

扫描二维码，观看操作视频

病例导入

患者，男性，65岁，刷牙出血2年，未曾行牙周检查和治疗。检查发现患者口腔卫生差，大量软垢、菌斑，大量龈上和龈下牙石，全口牙龈红肿，探诊明显出血，根据患者主观症状、临床检查，诊断为"慢性牙周炎"。对于该患者，在检查和口腔卫生指导的基础上，初诊时应先进行哪一项治疗？

记忆链接

1.**龈上洁治术** 龈上洁治术是慢性牙周炎基础治疗的首要措施，治疗牙周疾病必须彻底清除牙石、菌斑。龈上洁治术是用洁治器械除去龈上牙石、菌斑和牙面上沉积的色素，并抛光牙面。龈上洁治术包括超声波龈上洁治术和手用器械龈上洁治术。

2.**龈上洁治术适应证**

（1）牙龈炎、牙周炎。龈上洁治术是所有牙周病的基础。

（2）预防性治疗。定期进行龈上洁治术，去除口腔内的菌斑、牙石，是维持牙周健康与预防牙周疾病发生和复发的重要措施。

（3）口腔内其他治疗前的准备，如口腔修复前、正畸治疗前和治疗期间、口腔内手术及放射治疗前，均须先行龈上洁治术。

（4）以下患者应使用手用器械龈上洁治术，不用超声波龈上洁治术。①有传染病患者，如结核病、乙型肝炎、艾滋病患者等。②有呼吸系统疾病的患者，如呼吸抑制、慢性肺病患者。③戴心脏起搏器的患者（戴新型起搏器的患者除外）。

技术操作

一、目的

通过使用超声波洁牙机和手工洁治器，去除龈上牙石，消除或缓解牙龈的炎症，减轻患者的主观症状。

二、操作规程

1. 超声波龈上洁治术

患者评估	（1）患者全身状况。全身健康状况良好，否认高血压、心脏病、糖尿病等全身系统性疾病，否认用药史。 （2）临床检查。口腔卫生差，大量软垢、菌斑，牙石（+++），牙龈色暗红、肿胀、质地松软，出血指数 3~4、探诊深度 4 ～ 6mm、32~42 Ⅰ度松动，16、17 缺失，全口普遍牙龈退缩 1 ～ 2mm。 （3）X 线检查。全口曲面断层片示全口牙槽骨吸收根长 1/3 左右
器械准备	口腔检查器械（口镜、牙科探针、牙周探针、牙科镊子）、吸唾管及一次性口杯；超声波洁牙机；超声波洁牙手机、龈上洁治工作尖；低速马达、低速弯机头、抛光杯、抛光膏；3% 过氧化氢溶液、冲洗针管、棉球敷料、碘甘油等

操作方法	**操作前准备**	（1）术前谈话。与患者沟通，告知治疗方案和预期效果，以及术后不良反应和注意事项，签署知情同意书。 （2）患者用 3% 过氧化氢溶液或 0.12% 氯己定溶液含漱 1 分钟，减少口内细菌数量和喷雾污染。 （3）每天使用前踩动超声波洁牙机脚踏开关让流水冲洗 2 分钟以上，以排除管路中的大量细菌微生物。在每个患者治疗前后也要踩踏开关，冲洗 1 分钟。 （4）安装洁牙手机和工作尖，根据牙石的数量和硬度调节至合适功率和水量。 （5）术者戴防护眼镜、帽子、口罩和手套，穿防护衣
	超声波龈上洁治操作	（1）体位。 1）患者体位：上身向后仰靠，头仰靠在治疗椅头托上，工作部位应与操作者肘部平齐。洁治上颌牙时上颌𬌗平面与地面约成 60°，洁治下颌牙时下颌𬌗平面基本与地面平行。 2）术者体位：位于患者的右方，可根据所洁治牙的区段、牙面的不同，移动至适宜的位置，但尽量避免频繁更换体位。 （2）器械握持及支点。改良握笔式轻松握持洁牙手机，使用口内或口外支点。 （3）器械角度。操作过程中保持工作尖的工作刃与牙面平行或小于 15°。

超声波龈上洁治操作

（4）将手机工作头轻轻接触牙石，工作尖保持短距离移动，可采取垂直、水平或斜向重叠的操作，切忌侧压力过大，切忌将工作尖停留在一点上震动，避免造成牙齿表面的损伤。操作动作要轻柔，避免损伤软组织。

（5）遇到大块且坚硬的牙石时，可将工作尖放在牙石的边缘处移动，使牙石与牙面分离；也可采用分割法，将大块牙石先分割成多个小块，再逐一击碎、击落。

（6）全口牙按照一定顺序进行洁治，避免遗漏，在洁治完成后应仔细用探针检查有无遗漏牙石

喷砂

（1）适应证。吸烟或喝茶等在牙面上形成的色素沉积。

（2）器械。喷砂手柄、喷砂材料。

（3）距离。喷砂手柄喷嘴距离牙面 3～5mm。

（4）角度与方向。握持器械，喷砂手柄喷嘴端与牙齿颊、舌面成 30°～60°，且喷嘴口朝向冠方。禁止将喷嘴朝向牙龈方向，避免损伤牙龈。

（5）喷砂时注意保护颊黏膜、舌、牙龈等软组织。

（6）喷砂结束后告知患者 3 小时禁食带色素性食物。

（7）注意，对于有呼吸系统、血液系统、高血压、电解质平衡紊乱等疾患的患者，不宜使用喷砂抛光

牙面抛光

（1）将低速弯机头安装在低速马达上，将抛光杯安装在弯机头上。

（2）蘸适量抛光膏放在牙面上，抛光杯接触牙面，并向牙面略加压力，使抛光杯进入龈下和邻面，避免压力过大产热损伤牙髓。

口腔冲洗

洁治后局部用 3% 过氧化氢溶液冲洗龈沟，有助于清除袋内残余的牙石碎片及肉芽组织

术后护理及宣教

（1）口腔卫生宣教，教会患者如何正确刷牙，以及使用牙线、牙间隙刷等。

（2）术区涂药后半小时内勿漱口。

（3）术后数日内勿进食过冷过热食物

（4）如术后出现明显牙齿敏感，可使用脱敏牙膏减轻症状

操作方法

2. 手用器械龈上洁治术　对于不适宜行超声波龈上洁治术的患者，可以采用手用器械洁治术去除龈上菌斑、牙石和色渍。

扫描二维码，观看
操作视频

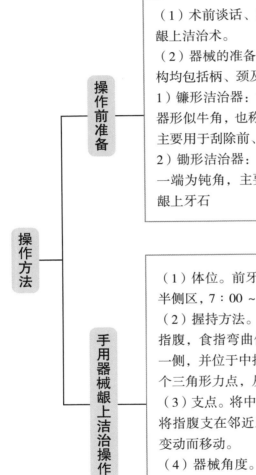

操作方法

操作前准备

（1）术前谈话、医师准备、患者术区的准备及体位调整等同超声波龈上洁治术。

（2）器械的准备。手用器械洁治术使用的器械称为洁治器，基本结构均包括柄、颈及工作尖。分为镰形洁治器和锄形洁治器。

1）镰形洁治器：前牙镰形器的工作头呈直角形或大弯形；后牙镰形器形似牛角，也称牛角形洁治器。镰形洁治器横断面呈等腰三角形，主要用于刮除前、后牙邻面牙间隙中的龈上菌斑和龈上牙石。

2）锄形洁治器：左右成对，工作头呈斜方形，刀刃一端为锐角，另一端为钝角，主要用于刮除唇（颊）、舌（腭）面上的龈上菌斑和龈上牙石

手用器械龈上洁治操作

（1）体位。前牙的左半侧区，11：00～12：00点体位；前牙的右半侧区，7：00～8：00点体位；后牙区段，8：00～10：00点体位。

（2）握持方法。用改良握笔法握持器械，将洁治器的颈部紧贴中指指腹，食指弯曲位于中指上方，握持器械柄部，拇指腹紧贴柄的另一侧，并位于中指和食指指端约1/2处，使拇指、食指、中指构成一个三角形力点，从而稳固地握持器械，并能灵活转动器械。

（3）支点。将中指与无名指贴紧共同作为支点，或以中指作为支点，将指腹支在邻近牙齿上，应尽量靠近被洁治的牙齿，并随洁治部位变动而移动。

（4）器械角度。将洁治器工作刃顶端1～2mm的部分紧贴牙面，放置于牙石的根方，调整洁治器工作面的角度，使之与牙面成70°～90°，以80°左右为宜。

（5）用力方法。去除牙石时，先向牙面施加侧向压力，然后转动前臂——腕部发力，通过手部以支点为中心的转动将力传至器械，将牙石整体向冠方刮除。

（6）用力方向。一般是冠向，也可斜向或水平向

相关拓展

　　20世纪前半期，在洁治术、刮治术和根面平整术后，常在牙周袋内涂布消炎收敛药物，如碘甘油、碘酚等，这类药物有较强的消毒防腐作用，但是刺激性太强。大量研究已证实，彻底的洁治、刮治和根面平整术已能使牙周炎症消退、牙周袋变浅。故目前洁治和刮治术后已不需要涂药，除非炎症很重，有肉芽增生或急性脓肿等，可适当涂药。

　　缓释剂是指活性药物能缓慢、有控制地从制剂中释放出来，直接作用于病变组织，使病变局部能较长时间维持有效药物浓度的特定药物剂型。20世纪80年代以来，国内外学者对缓释抗菌药物治疗牙周炎进行了大量研究，并研制出多种疗效较好的牙周袋内缓释制剂。

　　牙周袋内使用缓释抗菌药物与全身使用抗菌药物和局部使用非缓释型抗菌药物相比，具有如下优点：①牙周袋内药物浓度高；②药物作用时间延长；③显著减少用药剂量，避免或减少毒副作用；④减少给药频率，减少患者复诊次数；⑤由医师给药，依从性好。但牙周缓释抗菌药物也存在一些缺点，包括：①对已侵入牙周袋壁组织中的伴放线聚集杆菌、螺旋体等病原微生物无效；②对舌背、扁桃体及颊黏膜等处的致病菌无作用；③如有多个患牙，需逐一放置药物，较费时；④可能诱导袋内耐药菌株的产生。

　　目前临床常用的缓释抗菌制剂为可吸收型、半固态药物——2%米诺环素软膏，商品名为"派丽奥"（periocline）。有研究报道，在牙周袋内注入2%盐酸米诺环素软膏后，可维持有效抗菌浓度约1周，需重复放置4次。

测试题

一、单选题

1. 超声波龈上洁治术的工作原理是（　　）

A. 超声波的作用

B. 工作尖的磨削作用

C. 电能转换为低频振动

D. 工作尖的机械摩擦作用

E. 由主机发出超声波，通过手机转换为工作尖的高频振动，利用工作尖的高频振动去除菌斑和牙石

正确答案： E

答案解析： 超声波洁牙机由主机发出超声波，通过手机转换为工作尖的高频振动，利用工作尖的高频振动去除菌斑和牙石。

2. 戴有不具备屏蔽功能的心脏起搏器的患者，洁治时可以使用（　　）

A. 手用器械洁治术

B. 超声波龈上洁治术

C. A 和 B 均可以

D. A 和 B 均不可以

E. 不能洁治

正确答案： A

答案解析： 一般戴心脏起搏器的患者禁用磁伸缩式超声波洁牙机，以避免因干扰起搏器的工作而造成患者心律失常等症状。

3. 行超声波龈上洁治术时，操作过程中保持工作尖与牙面平行或小于（　　），使工作尖与牙面尽量贴合。

A. 30°

B. 45°

C. 60°

D. 15°

E. 90°

正确答案：D

答案解析：识记。

4. 采用超声波龈上洁治术洁治下颌牙时，下颌𬌗平面与地面成（　　）

A. 30°

B. 45°

C. 60°

D. 15°

E. 平行

正确答案：E

答案解析：识记。

5. 行手用器械龈上洁治术时，洁治器工作刃顶端（　　）的部分应紧贴牙面

A. 1 ～ 2mm

B. 1 ～ 3mm

C. 1 ～ 4mm

D. 2 ～ 4mm

E. 3 ～ 4mm

正确答案：A

答案解析：识记。

6. 行手用器械龈上洁治术时，洁治器工作面与牙面成（　　）

A. 90°

B. 40° ～ 60°，以 50° 左右为宜

C. 50° ～ 70°，以 60° 左右为宜

D. 60° ～ 80°，以 70° 左右为宜

E. 70° ～ 90°，以 80° 左右为宜

正确答案：E

答案解析：识记。

二、名词解释

1. 洁治器 手用器械龈上洁治术使用的器械称为洁治器，基本结构均包括柄、颈及工作尖。分为镰形洁治器和锄形洁治器。

2. 龈上洁治术 龈上洁治术是用龈上洁治器械除去龈上牙石、菌斑和牙面上沉积的色渍，并抛光牙面。龈上洁治可以使用超声波洁牙机或手用洁治器械。

三、判断题

1. 戴心脏起搏器的患者可以使用超声波龈上洁治术去除龈上牙石。

正确答案：错

答案解析：一般戴心脏起搏器的患者禁用磁伸缩式超声波洁牙机，以避免因干扰起搏器的工作而造成患者心律失常等症状。新型起搏器具有屏蔽功能，不会受到超声波洁牙机工作的干扰，戴用这类起搏器的患者不在禁用之列。我们如果不能确定患者戴用的起搏器种类，建议使用手用器械龈上洁治术。

2. 使用手用洁治器械去除龈上牙石时，先向牙面施加侧向压力，然后转动前臂——腕部发力，通过手部以支点为中心的转动将力传至器械，将牙石整体向冠方刮除。

正确答案：对

答案解析：考查手用器械龈上洁治操作时的用力方法，上述说法正确。

四、简答题

1. 请问使用手用洁治器械去除龈上牙石时，应怎样用力？

答：（1）去除牙石时，先向牙面施加侧向压力，然后转动前臂——腕部发力，通过手部以支点为中心的转动将力传至器械，将牙石整体向冠方刮除。

（2）应避免层层刮削牙石，必要时辅以推力。

（3）指力一般只用于轴角处或窄根的唇舌面

（4）用力方向一般是冠向，也可斜向或水平向。

2. 龈上洁治术的适应证是什么？

答：（1）牙龈炎、牙周炎。龈上洁治术是所有牙周病的基础。

（2）预防性治疗。定期进行龈上洁治术，去除口腔内的菌斑、牙石，是维持牙周健康与预防牙周疾病发生和复发的重要措施。

（3）口腔内其他治疗前的准备，如口腔修复前、正畸治疗期间、口腔内手术及放疗前，均需先行龈上洁治术。

3. 手用器械龈上洁治术操作时的支点是怎样的？

答：（1）将中指与无名指贴紧共同作为支点，或以中指作为支点。

（2）将指腹支在邻近牙齿上，应尽量靠近被洁治的牙齿，并随洁治部位变动而移动。

实训十五

龈下刮治术与根面平整术

扫描二维码，观看操作视频

病例导入

患者，男性，40岁，全口牙龈肿胀伴刷牙时出血3年多，曾于外院洗牙后症状缓解，但仍偶有牙龈出血及肿胀感，特来我院要求继续治疗。根据患者主观症状、临床检查，结合实验室检查，诊断为"慢性牙周炎"。请问应对患者采取何种治疗措施？

记忆链接

龈下刮治术是用比较精细的龈下刮治器刮除位于牙周袋内根面上的牙石和菌斑。但龈下牙石可能嵌入牙骨质的表层，且牙周袋内的菌斑产生的内毒素可渗透入牙骨质表层。因此，在龈下刮治术去除根面牙石、菌斑的同时需刮除牙根面感染的病变牙骨质，并去除袋内壁的变性坏死组织、病理性肉芽组织及残余上皮，形成硬而光滑平整的根面，即根面平整术。

龈下刮治术与根面平整术虽在概念上有所差异，但在临床上难以区分，实际上是同时进行的。

技术操作

一、目的

通过对患者进行龈下刮治术与根面平整术，去除患者的龈下牙石和菌斑，刮除根面感染的牙骨质及袋内壁的变性坏死组织、病理性肉芽及残余上皮，形成硬而光滑平整的根面，从而控制患者的牙周炎症，治疗牙龈出血及牙周肿胀等症状。

二、操作规程

术前评估

（1）患者全身情况。体健，否认全身系统性疾病，否认药物过敏史。

（2）临床检查。口腔卫生一般，未见龈上结石及菌斑，探及大量龈下结石，牙龈红肿明显、质松软，探诊出血，探诊深度 4～6mm，附着丧失 2～4mm，牙齿无松动。

（3）X线检查。全口牙槽骨水平型吸收至根中 1/2

术前准备

（1）物品准备。口腔检查器械、帽子、口罩、手套、面罩、防护服、一次性冲洗针管、3% 过氧化氢、碘甘油、棉球。

（2）器械准备。

1）牙周探针：探牙周袋的深浅、宽度。

2）牙科尖探针：探查龈下牙石。

3）匙形刮治器：包括通用匙形刮治器和专用匙形刮治器（Gracey 匙形刮治器）（图 15-1）。

匙形刮治器的基本特征：工作端为匙形，工作刃位于工作端的一侧或两侧，顶端为圆形，断面为半圆形，底部呈圆滑的凸面，底部侧边与工作面相交形成工作刃（图 15-2）。

4）锄形器：共 4 根，前、后牙各一对，用于刮除深牙周袋内的牙石。

5）根面锉：用于平整根面。

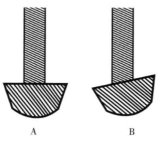

图 15-1　匙形刮治器示意图
A.通用匙形刮治器；B.专用匙形刮治器

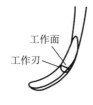

图 15-2　匙形刮治器工作端示意图

（3）基本体位准备。术者位于患者右前方或右后方；采用直视或口镜反射光线，患者口腔上颌殆平面与地面成 45°，下颌殆平面与地面平行

（1）通用匙形刮治器。

1）种类。共 4 支，其中前、后牙各 2 支，左右成对。①适用于前牙的刮治器：颈部弯曲角度较小，利于进入前牙的牙周袋；②适用于后牙的刮治器：颈部弯曲角度较大，呈半圆形（图 15-3）。

2）结构特点。①工作面与后方的颈部成 90°；②2 个工作刃，每个刃缘可用于多个区域的根面；③工作端只在一个方向弯曲。

3）优点：①器械选择简单，一支器械可刮治多颗牙的多个牙面；②2 个工作刃均可使用，在刮治和根面平整的同时可行袋内壁刮治。

4）缺点：①对于牙位及牙面的针对性较差，降低了治疗的精准度；②刮治时非工作刃可能造成牙周袋内壁的损伤。

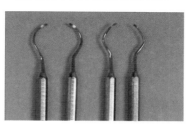

图 15-3　通用匙形刮治器

（2）专用匙形刮治器。以设计者 Gracey 命名，共 9 支，分别是 1/2、3/4、5/6、7/8、9/10、11/12、13/14、15/16、17/18。其中常用的 4 支：5/6、7/8、11/12、13/14（图 15-4）。

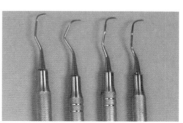

图 15-4　专用匙形刮治器

1）种类：每支刮治器只适于一个或数个特定的部位和牙面，5/6 用于前牙，7/8 用于后牙的颊面和舌面，11/12 用于后牙的近中面，13/14 用于后牙的远中面。

2）结构特点：①工作面与颈部呈偏斜角度，即从顶端方向观看，工作面与颈部的最下端（lower shank）成 70° 角，这种角度使得刮治时颈部最下端与牙长轴平行，工作面与牙面呈最佳的角度（70° ～ 80°），有效刮除牙石；②工作端只有一个刃是工作刃，当颈部最下端与地面垂直，较低的一侧刃为工作刃；③工作端有两个方向弯曲，从起始部向顶部的弯曲及向一侧方的弯曲，使刮治时刮治器颈部最下端与牙体长轴平行，工作端与牙面贴合更好。

（左侧竖排）操作方法

匙形刮治器的结构特征

匙形刮治器的结构特征

3）优点：①区域特异性强，工作刃所对应的牙位及牙面更精确；②单侧工作刃，刮治时对牙周袋内壁的损伤更小；③工作端的弯曲角度使刮治时工作刃更贴合根面，提高工作效率。

4）缺点：①器械选择较复杂，尤其是对单侧工作刃的辨认；②不可在根面刮治的同时行袋内壁刮治；③医师操作时需变换较多体位

操作方法

操作要点

以专用匙形刮治器为例。

（1）医生体位。请参照实训十四"龈上洁治术"医师时钟体位。

（2）局部操作要点。

1）探查：刮治前应用牙周探针探查牙周袋情况，用牙科尖探针探查龈下牙石的部位、大小和形状。

2）握持方式：改良握笔式。

3）支点：中指支点或联合支点。中指支点为主，联合支点是以中指和无名指紧贴在一起作为支点。根据支点位置的不同，可分为口内支点、口外支点。口内支点又包括邻近牙支点、对颌支点、对侧支点。以口内邻近牙支点最为常用。

4）角度：进入牙周袋时要使刮治器工作面与牙根面平行（即0°角），到达牙石下方后使工作面与牙根面成45°～90°，以70°～80°最佳。

5）用力方式：将工作端尖端2mm紧密贴合根面，向根面施加侧压力，借助前臂－腕的转动，产生爆发力，将牙石从根面去除。个别牙唇舌面及轴角处可使用指力。刮治器应放在牙石与牙面结合部，整体刮除，避免层层刮削牙石。

6）用力方向：分别为冠向、斜向和水平方向。以冠向为主，在牙周袋较宽时，可斜向或水平方向运动。

7）幅度：每次刮治幅度约2mm，工作端不要超出龈缘。

8）刮治的连续性：每一动作的刮除范围要与前次有重叠，连续不间断，且要有次序，不要遗漏。

9）根面平整：刮除根面牙石后，要适度刮除根面腐败软化的牙骨质表层，将根面平整。切忌过度切削牙骨质。

10）刮治完成后要用牙科尖探针检查，是否有残余牙石以及根面是否光滑坚硬

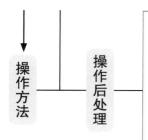

（1）牙周袋冲洗上药。3%过氧化氢溶液冲洗牙周袋，清除袋内残余的牙石碎片及肉芽组织。

（2）口腔卫生指导。用正确的刷牙方法控制菌斑，指导患者使用牙刷、牙线、牙缝刷等工具。

（3）常规医嘱。

1）术后短期内轻微疼痛及少量出血为正常现象。

2）术后3天内勿食刺激性食物，饮食勿过冷过热。

3）使用抗敏牙膏，缓解术后牙齿冷热敏感

三、注意事项

（1）操作中要彻底清除牙石，避免遗漏。

（2）动作轻柔，避免牙龈组织的损伤、术后出血、肿痛。

（3）清创要彻底，将牙石从根方向冠方刮除，避免将牙石推入牙周袋深部，造成术后牙周脓肿。

（4）刮治及根面平整时的侧压力适度。侧压力过小会导致牙石层层切削，不能彻底清除；侧压力过大会导致根面牙骨质过度切削，术后敏感症状加重。

（5）支点要稳固，防止因支点滑脱而导致的口腔损伤。建议操作中尽量选择口内中指邻近牙支点。

（6）操作中应使用腕力，尽量少使用指力。以保证刮治的质量和效率以及防止医师手部过度疲劳。

（7）刮治不同的牙位以及牙面时需及时调整医师的体位，以保证刮治的效率和安全。

相关拓展

专用匙形刮治器的改进型

（1）Rigid 型较标准型的颈粗壮、韧性稍差，适用于牙石多的牙。

（2）After Five 型和 Mini Five 型均较标准型的颈部加长 3mm、工作刃减薄 10%，适用于深度超过 5mm 的深牙周袋。

（3）Mini Five 型工作端的喙部改为标准型的 1/2，适用于窄深袋和根分叉区。

（4）双侧工作刃的专用匙形刮治器也已有生产。

这些改良设计均使专用匙形刮治器更加有效地清除根面牙石。

测试题

一、单选题

1. 根面平整术的目的不包括（　　）

A. 去除龈上牙结石

B. 去除龈下牙结石

C. 去除软化的牙骨质

D. 有利于形成新的附着

E. 去除袋内的病理性肉芽组织

正确答案： A

答案解析： 龈下刮治时，必须同时刮除牙根面表面感染的病变牙骨质，并去除袋内壁的变性坏死组织、病理性肉芽组织及残余上皮，形成硬而光滑平整的根面，即根面平整术。

2. 刮除牙石时，应保持器械与牙面的角度为（　　）

A. 0°

B. 30° ~ 45°

C. 40° ~ 60°

D. 45° ~ 90°

E. 90°

正确答案： D

答案解析： 如果角度小于45°，刮治器的刃不能"咬住"牙石，会从牙面上滑过；如果角度大于90°，则与牙面接触的是刮治器的侧面，而不是刮治器的刃。

3. 常用的专用匙形刮治器型号不包括（　　）

A. 1/2

B. 5/6

C. 7/8

D. 11/12

E. 13/14

正确答案：A

答案解析：常用的 4 支专用匙形刮治器为 5/6、7/8、11/12、13/14 号。

4. 以下描述根面平整术操作要点不正确的是（　　）

A. 握持方式为改良握笔式

B. 支点可使用联合支点

C. 支点可使用口外支点

D. 支点只能使用中指支点

E. 发力是借助前臂 – 腕的转动

正确答案：D

答案解析：根面平整术操作时握持方式为改良握笔式，支点可使用联合支点，也可使用中指支点。

5. 龈下刮治术的常用器械包括（　　）

A. 匙形刮治器

B. 锄形器

C. 根面锉

D. 以上全对

E. 以上全不对

正确答案：D

答案解析：龈下刮治术的常用器械包括匙形刮治器、锄形器、根面锉。

6. 以下关于龈下刮治描述正确的是（　　）。

A. 刮治时只能使用中指支点

B. 刮治时不可向根面施加压力

C. 专用匙形刮治器的两侧刃均为工作刃

D. 使用专用匙形刮治器刮治时，工作面与牙面的角度要小于 45°

E. 用力方向以冠向为主，在牙周袋较宽时，可斜向或水平方向运动

正确答案：E

答案解析：龈下刮治时向根面施加压力，借助前臂 – 腕的转动，产生爆发力，将牙石去除；用力方向以冠向为主，在牙周袋较宽时，可斜向或水平方向运动；专用匙

形刮治器只有较长的且弯曲较大的一个刃为工作刃；正确的刮治角度为 45°～90°。

二、名词解释

根面平整术 在龈下刮治去除根面牙石和菌斑的同时需刮除牙根面感染的病变牙骨质，并去除袋内壁的变性坏死组织、病理性肉芽组织及残余上皮，形成硬而光滑平整的根面，即根面平整术。

三、判断题

1. 通用匙形刮治器只有一个刃为工作刃。

正确答案： 错

答案解析： 通用匙形刮治器 2 个工作刃均可使用；每个刃缘可用于多个区域的根面。

2. 根面平整术时要尽量去除根面的牙骨质。

正确答案： 错

答案解析： 细菌内毒素在牙骨质的附着表浅和疏松，较容易被刮除，所以主要强调清创的概念，应避免过多地刮除牙骨质。

四、简答题

1. 简述专用匙形刮治器的操作技巧。

答：（1）刮治前应用牙周探针探查牙周袋深度，用牙科尖探针探查龈下牙石的部位、大小和形状。

（2）握持方式为改良握笔式。

（3）支点为联合支点或中指支点，联合支点是以中指和无名指紧贴在一起作为支点，将指腹放在邻近牙齿上。支点要稳固。

（4）进入牙周袋时要使刮治器工作面与牙根面平行（即 0° 角），到达牙石下方后使工作面与牙根面成 45°～90°，以 70°～80° 最佳。

（5）用力方式。向根面施加压力，借助前臂－腕的转动，产生爆发力，将牙石去除。个别部位可使用指力。

（6）幅度。刮治时工作端不要超出龈缘。

（7）用力方向。以冠向为主，在牙周袋较宽时，可斜向或水平方向运动。刮治器应放在牙石与牙面结合部，整体刮除，避免层层刮削牙石。

（8）刮治的连续性。每一动作的刮除范围要与前次有重叠，连续不间断，且要有次序，不要遗漏。

（9）根面平整。刮除牙石后，要继续刮除腐败软化的牙骨质表层，将根面平整，直到根面光滑坚硬为止。注意不要过度切削。

（10）刮治完成后要用尖头探针检查是否有残余牙石以及根面是否光滑坚硬。

2. 常用的 Gracey 刮治器有几支，刮治对应的牙位和牙面分别是什么？

答：常用的 Gracey 刮治器共 4 支。其中 5/6 号刮治前牙；7/8 号刮治后牙的颊舌面；11/12 号刮治后牙的近中面；13/14 刮治后牙的远中面。

实训十六

牙周器械的修磨维护

病例导入

一名慢性牙周炎的患者，在对其检查时探查到大量龈下牙石。但在进行龈下刮治术时，发现虽然使用刮治器能感觉到龈下分布的大量牙石，但刮治器工作刃圆钝、不锋利，难以刮除牙石。请问应当采取何种措施？

记忆链接

> 匙形刮治器是临床上常用的刮治器，其基本特征是工作端为匙形、断面为半圆形、底部呈圆滑的凸面、顶端为圆形。底部侧边与工作面相交形成工作刃，工作刃位于工作端的两侧或一侧。通用匙形刮治器工作端的两侧均为工作刃，工作面与后方的颈部成90°；专用匙形刮治器（Gracey刮治器）工作端只有一侧是工作刃，较长且弯曲较大的刃是工作刃，从顶端方向观看，工作面与颈部成70°。

技术操作

一、目的

通过磨石将钝的器械磨锐，从而有效地清除患者的牙石，去除牙周病变的致病因素。

二、操作规程

评估

光线下观察：钝的器械会在刃缘处有反光的亮线，而锋利的刃缘形成一条细线。当器械刃缘出现反光亮线时，应进行器械修磨（图16-1）。

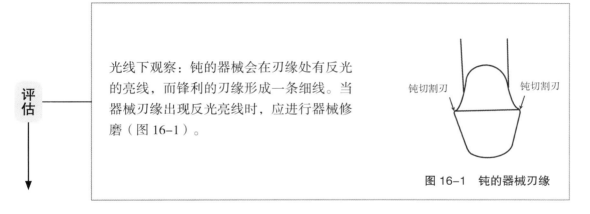

钝切割刃　　钝切割刃

图 16-1　钝的器械刃缘

准备

（1）物品准备。一次性物品如帽子、手套、护目镜、纱布等。

（2）器械准备。磨石、润滑油、塑料棒

操作方法

（1）器械握持。右手掌握式完全握持器械，食指与拇指支撑器械的颈部（图16-2）。

（2）磨石握持。左手垂直握住磨石下半部分，拇指面向自己一侧，其他手指位于外侧（图16-3）。

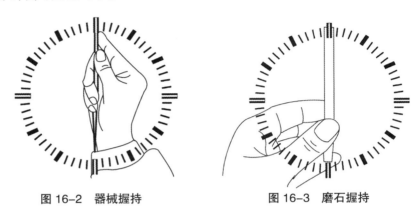

图 16-2　器械握持　　　　图 16-3　磨石握持

（3）时钟磨锐法。左手持磨石指向 11∶00 点位；右手持器械指向 1∶00 点位（图16-4）。

（4）分段磨锐法。磨石只贴合切割刃一部分，以保持切割刃的弧线，分为以下 4 个部分。①颈部 1/3：将磨石与切割刃颈部 1/3 贴合，使磨石的角度保持为 70°～80° 进行修磨。注意，此时切割刃中部 1/3 和尖端 1/3 不与磨石接触。②中部 1/3：保持正确的夹角，旋转器械，磨石与工作刃的中 1/3 贴合进行修磨。注意，此时切割刃颈部 1/3 和尖端 1/3 不与磨石接触。③尖端 1/3：保持正确的夹角，再次旋转器械，磨石与切割的尖端 1/3 贴合进行修磨。注意，此时切割刃颈部 1/3 和中部 1/3 不与磨石接触。④磨锐末端：磨锐动作延续到末端及背部周围，以保持末端及背部的圆滑外形（图16-5）。

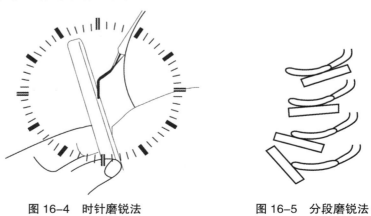

图 16-4　时针磨锐法　　　　图 16-5　分段磨锐法

操作方法

（5）器械用力方向。器械向下用力，向上轻提，注意停止于向下的动作，避免产生飞边（图16-6）。

（6）触觉评价。修磨后将器械刃缘在指甲或塑料棒上轻轻拉动，钝的器械会平滑地滑动，而锐利的刃缘会"咬住"表面，产生刮的感觉。也可用拇指指腹在刃缘上划过，皮肤上会有"刮"的感觉，说明器械已磨锐。

（7）磨锐的最终角度。工作面与侧面的夹角成70°～80°（图16-7）。

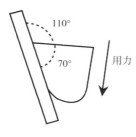

图16-6　器械用力方向

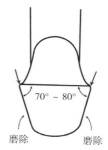

图16-7　磨锐的最终角度

三、注意事项

（1）在整个磨锐过程中切记保持器械原有外形，磨锐后的器械形状一定不要改变。

（2）磨锐时要随时滴油，保持磨石湿润，避免过度产热。

（3）磨锐过程中要随时检查刃缘，不要磨得过多，否则会缩短器械的使用寿命。

相关拓展

器械的报废

当磨锐过多导致器械角度发生变化时，如器械变窄、薄、尖，或工作刃有气泡、沙眼等，需及时报废器械。因为当工作刃过于薄弱时，可能在刮治时发生器械折断等不良事件。研究显示，当工作端尺寸减少20%，工作端的强度将显著降低，不仅降低工作效率，还会成为医疗安全隐患。

测试题

一、单选题

修磨器械时，器械面与磨石的交角应为（　　）

A. 60°

B. 90°

C. 110°

D. 15° 以内

E. 70° ~ 80°

正确答案：C

答案解析：器械面与磨石的交角应为 110°。

二、简答题

如何检测刮治器械是否需要修磨？

答：（1）光线下观察法。钝的器械会在刃缘处有反光的亮线，锐利的刃缘无此反光。

（2）触觉评价法。将器械刃缘在指甲或塑料棒上轻轻拉动，钝的器械会平滑地滑动，而锐利的刃缘会"咬住"表面，产生刮的感觉。也可用拇指指腹在刃缘上划过，锐利的刃缘在皮肤上会有"刮"的感觉，而钝的器械没有这种感觉。

实训十七

牙周手术基本操作

病例导入

患者，男性，50岁，诊断为"慢性牙周炎"。完善的全口牙周基础治疗后6周复查，牙龈炎症得到明显控制，口腔卫生较好，全口牙探诊深度普遍为5～7mm，出血指数为2～3，影像学检查显示全口牙槽骨普遍吸收达根长1/2左右。针对该患者，请问下一步应主要考虑的牙周治疗手段是什么？

记忆链接

牙周病的治疗

1. 牙周病的治疗 牙周病的治疗分为4个阶段：第一阶段为牙周基础治疗；第二阶段为牙周手术治疗；第三阶段为修复治疗；第四阶段为牙周支持治疗。

2. 牙周手术的发展阶段 牙周手术的发展过程中，经历了切除性手术、重建性手术和再生性手术3个发展阶段。

3. 牙周手术的适应证

（1）基础治疗后牙周袋仍不小于5mm，且探诊有出血或溢脓。

（2）牙槽骨不规则，需要进行牙槽骨修正或进行再生治疗。

（3）根分叉病变，需要手术直视下清创或进行再生治疗。

（4）最后一个磨牙的远中骨袋，需要手术治疗者。

（5）由于修复或牙体充填治疗需要进行牙冠延长术的患牙。

技术操作

一、目的

（1）熟悉牙龈切除术的基本步骤和基本操作技术。

（2）熟悉牙周翻瓣术的基本步骤和基本操作技术。

（3）熟悉常见的牙周手术缝合技术。

· 189 ·

二、操作规程

<table>
<tr><td>患者评估</td><td>体健，否认全身系统性疾病，否认药物过敏史。患者已经进行完善的牙周基础治疗，口腔卫生良好，全口牙探诊深度普遍不小于 5mm，出血指数为 2 ~ 3</td></tr>
<tr><td>器械准备</td><td>（1）口腔检查器械 (口镜、镊子、尖探针和牙周探针)、口杯。
（2）牙周手术器械。口镜、尖探针、镊子、印记镊、11 号尖刀片和 15 号刀片、刀柄、斧形切龈刀、柳叶刀、骨膜分离器、宽背镰形洁治器、匙形刮治器、组织剪、线剪、持针器、缝针、缝线。
（3）动物模型。新鲜动物 (猪或羊头) 上、下颌若干个。
（4）牙周塞治剂</td></tr>
</table>

操作方法 — 牙龈切除术

（1）术前准备。术前应让患者用 0.12% 氯己定液含漱，清洁口腔，并进行麻醉和常规消毒铺巾。在实验室可免去这一步骤。

（2）手术切口位置的标定。

1）印记镊法：将印记镊的直喙插入袋内并达袋底，弯喙对准牙龈表面，两喙并拢，弯喙刺破牙龈形成标记点（图 17-1）。

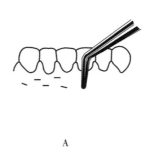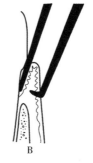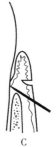

图 17-1　牙龈切除术切口位置的标定
A 和 B. 印记镊标出袋底位置；C. 切口位置及角度

2）探针印记法：即先用牙周探针探查袋底位置，再在牙龈表面相当于袋底处用尖探针刺破一点，作为印记。在临床上刺破点形成出血点，清晰可见。在实验室中，可用尖头探针蘸龙胆紫在印记点上做出标记。在术区每颗牙唇 (舌) 侧牙龈的近中、中央、远中处分别做标记点，各点连线即为袋底位置，作为切口的依据。切口位置应位于此线的根方 1 ~ 2mm。

（3）切除牙龈。

1）使用 15 号刀片或斧形龈刀，将刀刃斜向冠方，与牙长轴成 45°，在已定好的切口位置上切入牙龈，一刀切至袋底下方的根面上。注意要一刀切透，切忌反复切割（图 17-2）。

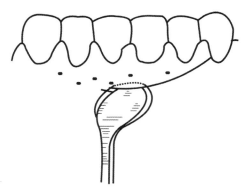

图 17-2　牙龈切除术：斧形切龈刀切除部分牙龈

2）使用柳叶刀或 11 号尖刀，在邻面牙间处沿切口处切入，将牙龈乳头切断。

3）用宽背镰形洁治器去除切下的边缘龈组织和牙间龈组织。用刮治器刮除肉芽组织，并彻底刮除残存的牙石。

（4）修整牙龈外形，用弯组织剪修整切口处的牙龈，使牙龈与牙面成 45°，龈缘处菲薄，牙龈呈贝壳状生理外形。

（5）冲洗创面，压迫止血。

（6）放置牙周塞治剂

（1）切口。

1）水平切口：为沿龈缘做的近远中方向的切口，包括 3 种切口（图 17-3）。①内斜切口：是牙周手术中最常用的切口。方法：用 11 号（或 15 号）刀片，在距龈缘 0.5 ~ 1mm 处切入，切入的位置也可根据袋深、组织厚度及手术目的而有所改变。刀片与牙长轴成 10° 左右，切向牙槽骨嵴顶或牙槽骨嵴顶的外侧。刀在移动时采用提插方式，每次均应切到牙槽骨嵴顶，并且刀片应根据牙的外形改变角度，使切口呈连续的弧形。尽量保留牙龈乳头外形，以保证瓣复位后能覆盖邻面牙槽骨。切口长度一般应包括手术区近远中端各一颗健康牙。此切口也称第一切口。②沟内切口：刀片从袋底进入，切向牙槽骨嵴顶。此切口也称第二切口。③牙间切口：在第一、二切口之后，上皮领圈基本被切下，但在两牙之间的邻面处仍与骨组织相连，此时在牙间处用柳叶刀或尖刀做越过牙槽骨嵴顶的水平方向切口，将上皮领圈与根方骨组织断离，彻底清除上皮领圈。此切口也称第三切口。

左侧栏目：

牙龈切除术

操作方法

牙周翻瓣术

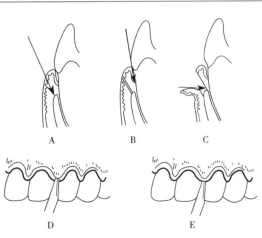

图 17-3 牙周翻瓣术切口
A 和 D. 内斜切口；B 和 E. 沟内切口；C. 牙间切口

2）纵向切口：在水平切口的一端或两端做垂直向的松弛切口，用 15 号刀片从龈缘切至牙槽黏膜，要切透骨膜。纵向切口的位置应在牙的近中线角处或远中线角处，不要切在牙龈乳头上或颊（舌）面的中央处（图 17-4）。并非所有翻瓣术均做此切口，应根据临床情况而定。

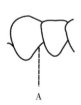 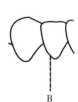 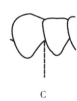 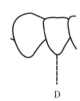

A   B   C   D

图 17-4 纵向切口位置
A 和 B. 正确的位置；C 和 D. 错误的位置

（2）翻瓣。用骨膜分离器翻起黏骨膜瓣，翻至暴露骨嵴顶 1～2mm，以充分暴露术区。注意切忌动作粗暴，避免损伤撕裂龈瓣。翻全厚瓣，且颊舌侧均翻瓣。

（3）清创。用刮治器刮除袋壁组织、肉芽组织，进行彻底的根面平整。

（4）必要时修整牙槽骨，恢复牙槽骨生理外形。

（5）修剪龈瓣。用弯组织剪剪除残留的肉芽组织及过厚的龈组织，修整龈瓣外形，使之复位后能覆盖骨面，颊、舌侧龈乳头能接触。注意保留龈乳头和角化龈。

（6）清理术区，生理盐水冲洗后将瓣复位。

（7）缝合。

（8）压迫术区龈瓣，放置牙周塞治剂

操作方法

牙周翻瓣术

（1）牙间间断缝合。适用于颊舌两侧龈瓣张力相同、位置高度相同者。方法：从颊（唇）侧龈瓣乳头的外侧面进针并穿过龈瓣，然后将针通过牙间隙至舌侧，从舌侧龈瓣的伤口面进针（或从外侧面进针，则称为交叉式间断缝合）并穿过龈瓣，线再穿回牙间隙，在颊侧的邻面处打结。

（2）悬吊缝合。适用于颊舌侧龈瓣的高度不一、两侧的张力不等者，或适用于仅在牙的一侧有龈瓣者。此法将龈瓣悬吊固定于牙上，可使龈瓣与下方组织紧密贴合。

1）单牙悬吊缝合：从近中乳头的外侧面进针并穿过龈瓣，然后将针穿过牙间隙，围绕牙面并穿过远中牙间隙，再从远中龈乳头外侧面进针缝合龈瓣，然后将针穿过牙间隙，再绕回近中，在近中邻面打结。这样，就将单颗牙的一侧（颊或舌）龈瓣悬吊固定于牙上（图17-5）。

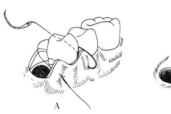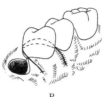

A　　　　　　　　　　B

图 17-5　单颗牙悬吊缝合
A.缝线进针线路；B.打结，完成缝合

2）连续悬吊缝合：基本方法同单牙悬吊缝合，只是缝合远中龈瓣乳头后并不绕回该牙的近中，而是继续绕至下一颗牙的另一个龈乳头，连续下去，直至术区最远中的一个龈乳头，然后绕术区远中牙一周后，绕回术区近中打结（单侧连续悬吊缝合）；或绕至另一侧时，从远中向近中对另一侧的龈瓣进行连续悬吊缝合，回到近中后，在近中打结（双侧连续悬吊缝合）（图17-6）。

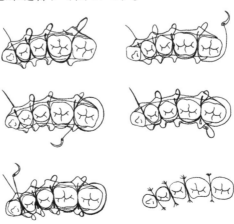

图 17-6　双侧连续悬吊缝合

牙周手术常用缝合技术

操作方法

相关拓展

牙周再生性手术

　　牙周再生性手术是利用牙周手术的方法，在消除牙周袋的同时，通过材料的植入，使已经丧失的牙周组织得以重建，有新的牙骨质和牙槽骨形成，其间有新的牙周膜纤维将其连接，新形成的结合上皮位于治疗前牙周袋底的冠方，这是理想的牙周治疗结果。常用的牙周再生性手术方法包括植骨术、引导性组织再生术，也可两者联合应用，或与其他一些促进再生的方法如根面的生物处理和生长因子等联合应用。

测试题

一、单选题

1. 牙龈切除术的步骤，下列哪项不正确（　　）

A. 术中刀尖向根方与根面成 45°做切口

B. 切牙龈前需要做袋底定点

C. 切口与定点的距离与牙龈厚度有关

D. 术后常规使用含漱剂

E. 术后上保护剂 1~2 周

正确答案： A

答案解析： 牙龈切除术使用外斜切口，刀尖朝向冠方。

2. 目前牙周手术后最为常见的牙龈与牙结合的形式为（　　）

A. 骨结合

B. 胶原连接

C. 细胞结合

D. 新附着

E. 长结合上皮

正确答案： E

答案解析： 长结合上皮是常规龈下刮治术、根面平整术和牙周翻瓣术后主要的愈合方式。

3. 牙周手术的术后护理不包括（　　）

A. 止痛剂的应用

B. 抗生素的应用

C. 含漱药物的应用

D. 拆线后定期复查

E. 早期牙间隙刷的使用

正确答案： E

答案解析： 牙周手术后组织愈合期间，应尽量减少对牙周软组织的机械刺激，过早使用牙间隙刷等会影响术后的组织愈合过程。

4.下列哪项不属于牙周手术的适应证（　　）

A.基础治疗不能彻底清除根面刺激物者

B.最后一个磨牙的远中骨袋，需手术治疗者

C.牙槽骨外形不规则，需手术修整骨外形者

D.基础治疗后口腔卫生仍较差，牙周袋仍在 5mm 以上，且探诊后出血者

E.龋坏或者牙折断达龈下影响牙体治疗、冠修复，需手术延长临床牙冠者

正确答案：D

答案解析： 各类牙周手术都应在口腔卫生良好且经过完善的基础治疗的基础上才能进行，否则无法取得良好的长期疗效。

5.下列哪项不属于牙龈切除术的适应证（　　）

A.药物性牙龈肥大

B.牙龈纤维型增生

C.牙龈瘤

D.妊娠瘤，全身状况允许

E.骨下袋

正确答案：E

答案解析： 骨下袋应在翻瓣术的基础上进行骨修整或进行植骨术、引导性组织再生术等治疗，不属于牙龈切除术的适应证范围。

6.下列哪种情况是翻瓣术的手术指征（　　）

A.牙槽骨吸收达根长的 1/2

B.骨下袋较深，为了能刮净病变组织

C.牙龈萎缩，需要修复牙龈

D.牙龈增生需要成形

E.附着龈过窄

正确答案：B

答案解析： 骨下袋的手术治疗是以翻瓣术为基础，翻瓣后直视下彻底清创，根据骨下袋的形态、深度等决定治疗方案。

7. 下列哪一项不属于牙周手术的目的（　　）

A. 直视下彻底清创

B. 使牙周袋变浅

C. 促进牙周组织再生

D. 恢复生理性的牙龈外形

E. 建立完善的咬合关系

正确答案： E

答案解析： 咬合关系的改善需要在牙周基础治疗后通过咬合调整等治疗方法来实现，牙周手术并不能达到调整咬合关系的目的。

8. 牙周手术最常用的缝合方式是（　　）

A. 锚式缝合

B. 悬吊缝合

C. 错位缝合

D. 牙间间断缝合

E. 褥式缝合

正确答案： D

答案解析： 牙间间断缝合操作简便，是牙周手术最常用的缝合方式。

二、名词解释

翻瓣术　翻瓣术是用手术方法切除部分牙周袋及袋内壁，并翻起牙龈的黏膜骨膜瓣，在直视下刮净龈下牙石和肉芽组织，必要时可修整牙槽骨，然后将牙龈瓣复位、缝合，达到消除牙周袋或使牙周袋变浅的目的。

三、判断题

1. 翻瓣术的水平切口包括内斜切口、外斜切口和沟内切口。

正确答案： 错

答案解析： 翻瓣术的水平切口包括内斜切口、沟内切口和牙间切口，外斜切口是牙龈切除术的常用切口方式。

2. 牙周手术的时机应在基础治疗后至少 2 周进行。

正确答案：错

答案解析：牙周手术位于牙周病治疗计划的第二阶段，应在基础治疗后至少 2 个月，对患者进行全面评估的基础上进行。

四、简答题

简述牙龈切除术的主要操作步骤。

答：（1）消毒。

（2）标定手术切口位置。

（3）切除牙龈。

（4）修整牙龈外形。

（5）冲洗创面，压迫止血。

（6）放置牙周塞治剂。

实训十八

松牙固定术

病例导入

患者，男性，62岁，下前牙松动2年，无牙周检查及治疗史。本次检查发现患者口腔卫生差，牙面大量菌斑、软垢，大量龈上牙石和龈下牙石，牙石指数为2～3，牙龈普遍红肿、质地松软，探诊出血指数为2～4，探诊深度为4～6mm，32～42松动Ⅱ度，前牙咬合创伤。根尖片示32～42牙槽骨水平吸收达根中1/3。根据患者的主观症状、临床检查及根尖片诊断为"慢性牙周炎"。对于该患者，在口腔卫生指导和洁治、刮治的牙周基础治疗后，牙龈炎症缓解，32～42仍有Ⅱ度松动，请问还可以进行哪一项牙周基础治疗？

记忆链接

1. 松牙固定的概念　松牙固定是通过牙周夹板将松动的患牙连接，并固定在健康稳固的邻牙上，形成一个咀嚼群体，当其中一颗牙受力时，验力就会同时传递到被固定的相邻牙的牙周组织，从而分散了验力，减轻了患牙的负担，调动了牙周组织的代偿能力，为牙周组织的修复和行使正常的功能创造了条件。

2. 松牙固定的指征和时机　经过牙周洁治、刮治后，牙周炎症得到控制，多数患牙的松动度能减轻，但松动较大的牙很难恢复正常，因而影响咀嚼功能，或产生继发性咬合创伤，应做松牙固定，使之行使正常的咬合功能。

3. 松牙固定术的种类

（1）暂时性固定。牙线结扎固定、不锈钢丝结扎固定、钢丝与复合树脂联合固定、粘结剂夹板固定等，在牙周临床中主要应用暂时性固定方法。

（2）永久性固定。在修复科进行，包括固定式或可摘式修复体制成的夹板。

技术操作

一、目的

通过松牙固定使松动牙齿固定在健康稳固的邻牙上，形成一个咀嚼群体，减轻患牙的负担，使之能够行使正常的咬合功能。

二、操作规程

术前评估

（1）患者已经完成牙周洁治、刮治和根面平整等牙周基础治疗。

（2）临床检查。口腔卫生较好，菌斑、软垢少量，无牙石，牙龈色粉红、质地较韧。探诊不出血，探诊深度 3～4mm，32～42 松动 II 度，前牙有咬合创伤，全口牙龈普遍退缩 1～2mm。

（3）根尖片示 32～42 牙槽骨水平吸收达根中 1/3。

（4）治疗计划。33～43 松牙固定（以不锈钢丝拴结固定、Superbond 粘结固定、纤维带及流动树脂粘结固定为例）

器械准备

口腔检查器械、吸唾管及一次性口杯；不锈钢丝（直径 0.178～0.254mm）；钢丝剪；持针器；Superbond 粘结套装；纤维带；酸蚀剂；粘结剂；流动树脂；抛光杯；矽离子；高速手机；钻针

操作方法 / 不锈钢丝拴结固定

（1）取直径为 0.178～0.254mm 的不锈钢丝一段，长度以水平围绕所要拴结的牙齿唇面和舌面再延长 5cm 为宜。

（2）在一侧稳固的基牙上绕成双圈，在邻面以顺时针方向做扭结，然后将钢丝围绕下一颗牙，在牙间隙处再做扭结，这样依次连接其他牙齿，在每颗牙邻面牙间隙处均做扭结，扭结数目的多少视牙间隙大小而定，应正好占据间隙，而又不使松牙受力产生移位。若间隙很小，也可不做扭结，仅做一"8"字形交叉，再结扎另一颗牙。

（3）结扎钢丝要位于舌隆突的切方、牙邻面接触点的根方，以防止钢丝滑脱或滑入牙龈缘以下，避免对牙龈造成刺激和损伤。

（4）必要时可加用釉质粘结剂或复合树脂，加强结扎的稳固性。

（5）结扎后应检查咬合关系，防止咬在钢丝上。在临床上如发现有早接触，则应调𬌗

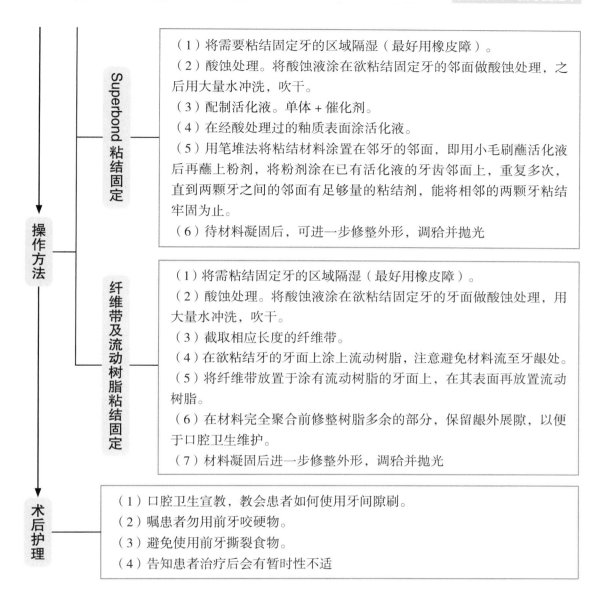

操作方法

Superbond 粘结固定

（1）将需要粘结固定牙的区域隔湿（最好用橡皮障）。

（2）酸蚀处理。将酸蚀液涂在欲粘结固定牙的邻面做酸蚀处理，之后用大量水冲洗，吹干。

（3）配制活化液。单体 + 催化剂。

（4）在经酸处理过的釉质表面涂活化液。

（5）用笔堆法将粘结材料涂置在邻牙的邻面，即用小毛刷蘸活化液后再蘸上粉剂，将粉剂涂在已有活化液的牙齿邻面上，重复多次，直到两颗牙之间的邻面有足够量的粘结剂，能将相邻的两颗牙粘结牢固为止。

（6）待材料凝固后，可进一步修整外形，调𬌗并抛光

纤维带及流动树脂粘结固定

（1）将需粘结固定牙的区域隔湿（最好用橡皮障）。

（2）酸蚀处理。将酸蚀液涂在欲粘结固定牙的牙面做酸蚀处理，用大量水冲洗，吹干。

（3）截取相应长度的纤维带。

（4）在欲粘结牙的牙面上涂上流动树脂，注意避免材料流至牙龈处。

（5）将纤维带放置于涂有流动树脂的牙面上，在其表面再放置流动树脂。

（6）在材料完全聚合前修整树脂多余的部分，保留龈外展隙，以便于口腔卫生维护。

（7）材料凝固后进一步修整外形，调𬌗并抛光

术后护理

（1）口腔卫生宣教，教会患者如何使用牙间隙刷。

（2）嘱患者勿用前牙咬硬物。

（3）避免使用前牙撕裂食物。

（4）告知患者治疗后会有暂时性不适

三、注意事项

（1）一定要在松动牙两端选择稳定的基牙，一般选择尖牙。

（2）注意牙齿位置，尽量固定在原来的正常位置上，不要造成牙齿倾斜、扭转等，以免造成新的咬合创伤。

（3）粘结固定时要注意留出邻面的龈间隙，以便可以用间隙刷清洁牙齿邻面。

（4）粘结固定操作中要进行酸蚀处理，酸蚀后一定要用大量水进行冲洗。

（5）松动牙固定后一定要检查咬合情况，进行必要的调𬌗并进行牙面抛光。

相关拓展

选磨法调𬌗

1. 松牙固定后调𬌗的目的

（1）调整咬合关系，去除早接触和𬌗干扰，达到稳定的咬合关系。

（2）避免材料折断，松动复发。

2. 选磨原则

（1）首先应教会患者做各种咬合运动，如正中𬌗、侧方𬌗和前伸𬌗运动，然后通过视诊、扣诊、咬合纸、蜡片、牙线等检查，找出早接触或𬌗干扰的牙和部位。

（2）必须先准确定位再进行磨改，由于磨改牙齿的方法是不可逆地改变了牙的形态，因此在磨改前一定要反复做正中𬌗与非正中𬌗的检查，准确定出早接触或𬌗干扰点，兼顾正中𬌗与非正中𬌗关系才能进行磨改。

（3）磨改以消除早接触点为主，因为造成咬合创伤者以早接触最为常见，而且以侧向力对牙周组织的损伤最大，因此，磨改中应注意使侧向力转为垂直力，并消除过大的𬌗力。

（4）早接触点的选磨原则。

1）若正中𬌗有早接触，非正中𬌗时协调，说明仅有个别牙尖与舌窝或𬌗窝在正中𬌗时比其他牙齿先接触，而当牙尖循斜面滑行时，则咬合协调无早接触，故此时不可磨改牙尖，只能磨改其相对应的舌窝或𬌗窝的早接触区。在前牙应磨改上颌牙的舌窝，后牙则磨改与牙尖相对应的𬌗窝。

2）若正中𬌗协调，非正中𬌗不协调，说明患牙牙尖循相应斜面滑行时比其他牙齿先与相对牙接触，但当恢复到正中𬌗时，牙尖与窝的关系以及其他牙关系是协调的。此时，应保持其正中𬌗的正常咬合，而只处理非正中𬌗的不协调，即只能磨改与该牙尖相对应的斜面。在前牙，应磨改上颌牙的舌面，即磨改与下切牙正中𬌗接触区以下的斜面；在磨牙，应磨改上颌磨牙颊尖的𬌗斜面和下颌磨牙舌尖的𬌗斜面。

3）正中𬌗和非正中𬌗都存在早接触或不协调时，说明功能性牙尖或切缘与对颌牙的窝和斜面均有早接触，此时应磨改早接触的牙尖或下颌前牙的切缘。

通过上述原则确定了需磨改的牙及部位后，再用咬合纸准确找出早接触点，然后依次磨改。

（5）𬌗干扰牙的选磨原则。

1）前伸𬌗时，在前牙保持多个牙接触时，后牙一般不应有接触，若有接触，可对有接触的后牙进行磨改，如磨除上颌磨牙舌尖的远中斜面和下颌磨牙颊尖的近中斜面上的𬌗干扰点。

2）侧向𬌗时，工作侧有多个牙接触，非工作侧一般不应有接触，必要时，也应对非工作侧有接触的牙进行适当磨改，如磨除上牙舌尖和下牙颊尖𬌗斜面上的𬌗干扰点。

𬌗干扰的选磨部位均位于磨牙的功能性牙尖上，因此，磨改时应十分小心，避免降低牙尖高度和影响正中𬌗。

测试题

一、单选题

1. 不锈钢丝固定属于（　　）

A. 暂时性松牙固定

B. 永久性松牙固定

C. 非暂时性松牙固定

D. 半永久性松牙固定

E. 以上答案都不是

正确答案：A

答案解析： 牙固定术的种类有暂时性固定和永久性固定。暂时性固定包括：牙线结扎、不锈钢丝结扎、钢丝与复合树脂联合固定、粘结剂夹板固定等。永久性固定在修复科进行。在牙周临床中主要应用暂时性固定方法。

2. 不锈钢丝松牙固定使用钢丝的长度以水平围绕所要拴结的牙齿唇面和舌面再延长（　　）为宜

A. 3cm

B. 4cm

C. 5cm

D. 6cm

E. 7cm

正确答案：C

答案解析： 不锈钢丝松牙固定使用钢丝的长度以水平围绕所要拴结的牙齿唇面和舌面再延长 5cm 为宜。

3. 使用钢丝进行松牙固定时，钢丝的直径为（　　）

A. 1 ~ 2mm

B. 0.5 ~ 1mm

C. 0.178 ~ 0.254mm

D. 0.178mm

E. 0.254mm

正确答案：C

答案解析： 松牙固定使用的不锈钢丝的直径为 0.178 ~ 0.254mm。

4. 不锈钢丝进行松牙固定时，结扎钢丝的位置位于（   ）

A. 舌隆突的切方、牙邻面接触点的根方

B. 舌隆突的根方、牙邻面接触点的根方

C. 舌隆突的切方、牙邻面接触点的切方

D. 以上都可以

E. 以上都不对

正确答案：A

答案解析： 结扎钢丝要位于舌隆突的切方、牙邻面接触点的根方，以防止钢丝滑脱或滑入牙龈缘以下，避免对牙龈造成刺激和损伤。

5. 以下固定方式中不属于暂时性固定的是（   ）

A. 粘结剂夹板固定

B. 不锈钢丝结扎

C. 钢丝与复合树脂联合固定

D. 纤维带固定

E. 联冠修复

正确答案：E

答案解析： 暂时性固定包括牙线结扎、不锈钢丝结扎、钢丝与复合树脂联合固定、粘结剂夹板固定等。联冠修复属于永久性固定方式。

二、名词解释

松牙固定术　松牙固定术是通过牙周夹板将松动的患牙连接，并固定在健康稳固的邻牙上，形成一个咀嚼群体，当其中一颗牙受力时，殆力就会同时传递到被固定的相邻牙的牙周组织，从而分散了殆力，减轻了患牙的负担，调动了牙周组织的代偿能力，为牙周组织的修复和行使正常的功能创造了条件。

三、判断题

1. 松牙固定术的种类有暂时性固定和永久性固定。

正确答案： 对

答案解析： 松牙固定术的种类有暂时性固定和永久性固定。暂时性固定包括：牙线结扎、不锈钢丝结扎、钢丝与复合树脂联合固定、粘结剂夹板固定等。永久性固定在修复科进行，在牙周临床中主要应用暂时性固定方法。

2. 松牙固定时，可以将几颗松动明显的牙齿固定在一起。

正确答案： 错

答案解析： 一定要在松动牙两端选择稳定的基牙，一般选择尖牙。

四、简答题

1. 松牙固定术的注意事项有哪些？

答：（1）一定要在松动牙两端选择稳定的基牙，一般选择尖牙。

（2）注意牙齿位置，尽量固定在原来的正常位置上，不要造成牙齿倾斜、扭转等，以免造成新的创伤。

（3）扭结长度、位置要合适，位于牙间隙内，并防止损害牙间乳头及唇颊黏膜。

（4）结扎丝应尽量不妨碍患者的口腔卫生措施，应对患者加强口腔卫生指导，教会患者在结扎固定的情况下如何控制菌斑。一般可用牙间隙刷清洁邻面，并注意刷净舌侧牙面等。

（5）粘结固定操作中要进行酸蚀处理，酸蚀后一定要用大量水进行冲洗。

（6）粘结固定时要注意留出邻面的龈间隙，以便可以用间隙刷清洁牙齿邻面。

（7）松动牙固定后一定要检查咬合情况，进行必要的调𬌗，并在调𬌗后进行牙面抛光。

2. 简述松牙固定术的分类。

答：松牙固定术的种类包括暂时性固定和永久性固定。

（1）暂时性固定包括：牙线结扎固定、不锈钢丝结扎固定、钢丝与复合树脂联合固定、粘结剂夹板固定等。

（2）永久性固定在修复科进行，包括固定式或可摘式修复体制成的夹板。

实训十九

牙周专科病历书写

病例导入

患者，男性，25岁，因下前牙松动2个月就诊。对于该患者，应如何询问病史、进行牙周检查、做出初步诊断、制定相应治疗计划、书写出一份完整的牙周专科病历？

记忆链接

病历是医学检查、诊断和治疗过程的全面记录，是进行科学研究、评价医疗质量、学习诊疗经验的重要依据，作为法律裁定的原始资料，病历书写要求简明扼要、内容准确、项目齐全、书写清楚、不得随意涂改。牙周专科病历书写应围绕牙周疾病的发生及治疗过程进行记录，突出牙周病特点，同时应包括相关口腔疾病及系统疾病的记述。

技术操作

一、目的

牙周专科病历书写是通过对患者进行详细的病史询问，以及系统的口腔检查，对患者做出明确诊断，并制定合理的治疗计划后，以规范格式记录检查、诊断和治疗的过程。

二、操作规程（以初诊病历为例）

物品准备 —— 口腔检查器械、帽子、口罩、手套、牙周探针、牙周检查记录表

采集病史

（1）主诉。部位＋主要症状＋时间。例如，右上后牙牙龈肿痛出血2个月。

（2）现病史。

1）详细询问主诉症状的发生、发展及变化的全过程。

2）注意询问与牙周有关的症状，包括：牙龈出血、牙龈肿胀、牙齿松动、口腔异味等，以及是否进行过牙周治疗，进行的是何种治疗以及治疗效果。

3）有无口腔不良习惯，如吸烟、咬指甲、夜磨牙等。

4）口腔卫生维护情况，如刷牙的频率、方法；是否有其他的菌斑控制方法，如应用牙线、牙间隙刷、漱口水等。

（3）既往史。

1）口腔病史：询问口腔既往健康情况，如有无脓肿、溃烂等病史，是否进行过正畸治疗，正畸治疗过程时间的长短，是否拔牙及拔牙的原因等。

2）全身系统病史：注意询问是否有血液病、糖尿病、高血压等与牙周疾病密切相关的系统性疾病，并询问治疗的情况等。

（4）家族史。如有，记录患者父母牙周及全身病史。

（5）药物过敏史。如有，需用红笔记录药物名称。

（6）吸烟史。如有，记录吸烟时间，每日吸烟量

检查

（1）牙周检查内容（牙周检查记录表，见附表）。

1）口腔卫生情况：菌斑（Ⅰ度、Ⅱ度、Ⅲ度）、软垢（0、1、2、3）、牙石（0、1、2、3）的量及分布。

2）牙龈组织情况：牙龈的色（暗红、鲜红、粉红）、形（肿胀、退缩）、质（松软、坚韧有弹性）、出血指数（0、1、2、3、4、5），以及有无溢脓、牙龈退缩及附着龈过窄等。

3）不同牙的探诊深度、有无附着丧失及附着丧失的量以及牙周袋的位置、范围等。

4）磨牙有无根分叉病变，若有，其程度如何（Ⅰ度、Ⅱ度、Ⅲ度、Ⅳ度）。

5）牙有无松动（Ⅰ度、Ⅱ度、Ⅲ度）和移位。

6）如有X线片，则观察并描述牙周组织在X线片上的表现（水平型、垂直型或混合型牙槽骨吸收）。

7）有无其他不良刺激物、不良修复体、食物嵌塞等。

（2）其他。口、颌面部情况以及口腔黏膜、牙体疾病、咬合关系、错𬌗畸形、牙列缺损、修复体情况等，必要时做血液化验检查或活检

诊断

结合病史及临床检查结果综合分析做出规范、准确而全面的诊断，如慢性牙龈炎、慢性牙周炎、广泛型侵袭性牙周炎、牙周牙髓联合病变等。注意应记录疾病名称，不能用检查结果代替诊断

	牙周基础治疗	对患者进行口腔卫生宣教，施行洁治术、根面平整术等控制菌斑，消除菌斑滞留的因素，纠正全身或环境因素。必要时拔除治疗无望的患牙，以及行牙体牙髓治疗、牙周固定、调𬌗治疗、局部或全身药物治疗等
制定治疗计划	牙周手术治疗	再次评估后仍有手术指征者，进行手术治疗。手术包括翻瓣术、植骨术、引导组织再生术、膜龈手术等
	修复正畸治疗阶段	虽不属于牙周治疗，但属于牙周炎治疗过程中重要的组成部分，一般在牙周手术后 2～3 个月、牙周炎症得到基本控制后，对牙列缺损或错𬌗畸形的患者进行永久性修复治疗或正畸治疗等
	牙周支持治疗	根据患者余留牙情况及菌斑控制情况，确定复查的间隔期。每次复查时应评估患者的全身健康状况，检查并记录牙周临床指标，必要时可拍摄 X 线片。根据复查发现的问题补充调整治疗计划

处置	经过医患沟通选择个体化治疗方案，在经济条件允许的前提下，展开牙周疾病的治疗。详细记录每次处置的具体牙位及处置内容，保证临床系统性诊疗记录的连贯性，便于医师查看及后续治疗参考。 例如：11～17，41～47超声波龈下刮治术、根面平整术，超声波龈下药物冲洗、3% 过氧化氢溶液冲洗、牙周袋内上盐酸米诺环素软膏（派丽奥）

复诊预约	记录复诊日期、时间、复诊项目等

医师签名	医师签名应位于右下角，上级医师需认真检查核实下级医师书写的病历

三、注意事项

（1）主诉三要素不要遗漏，后续系列治疗要紧扣主诉，解决患者主诉问题。

（2）牙周检查内容繁多，须全面、完整，避免漏项，检查结果须详细记录在牙周检查表内。

（3）牙周病诊断要准确、规范、全面。

（4）与患者充分沟通后选择个性化治疗方案，同时要做好记录。

（5）牙周病历要妥善管理，长期保存，便于查询及进行牙周治疗效果评价。

相关拓展

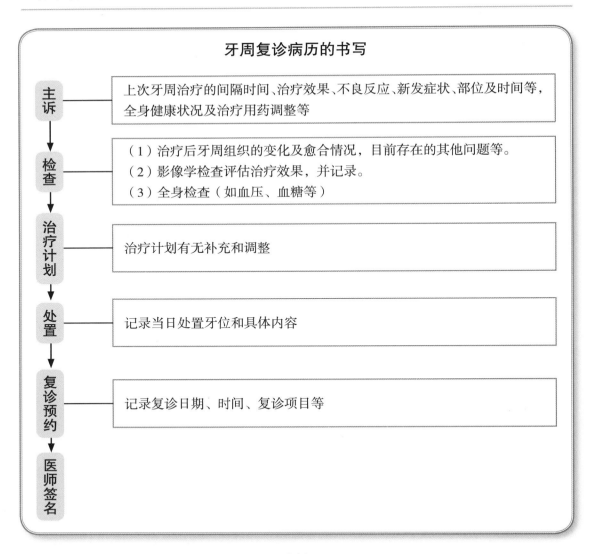

牙周复诊病历的书写

主诉 —— 上次牙周治疗的间隔时间、治疗效果、不良反应、新发症状、部位及时间等，全身健康状况及治疗用药调整等

检查 ——
（1）治疗后牙周组织的变化及愈合情况，目前存在的其他问题等。
（2）影像学检查评估治疗效果，并记录。
（3）全身检查（如血压、血糖等）

治疗计划 —— 治疗计划有无补充和调整

处置 —— 记录当日处置牙位和具体内容

复诊预约 —— 记录复诊日期、时间、复诊项目等

医师签名

测试题

一、单选题

主诉的三要素包括（　　）

A. 部位、症状、时间

B. 症状、体征、时间

C. 部位、体征、症状

D. 体征、结果、症状

E. 病因、时间、部位

正确答案： A

答案解析： 主诉是患者就诊时的主要症状、发生部位及发生时间，记录应简单扼要。

二、名词解释

病历　病历是医学检查、诊断和治疗过程的全面记录，是进行科学研究评价医疗质量、学习诊疗经验的重要依据，作为法律裁定的原始资料，病历书写要求简明扼要，内容准确，项目齐全，书写清楚，不得随意涂改。

三、简答题

简述牙周专科初诊病历书写的格式。

答：（1）采集病史。

1）主诉：患者就诊时的主要症状、发生部位及发生时间，记录应简单扼要。

2）现病史：依据主诉内容，记录本次疾病发生发展的过程、加重或减轻的因素、曾经进行过的治疗及治疗效果。

3）既往史：包括既往牙周疾病治疗史、既往其他口腔疾病史、既往全身系统疾病史。

4）家族史：询问患者是否有家族史，包括口腔疾病家族史，以及系统疾病家族史如糖尿病史、高血压史、心脏病史等。

5）药物过敏史：如有，用红笔记录药物名称。

6）吸烟史：是否有吸烟史等牙周疾病促进因素。

（2）口腔检查。牙周检查的各项内容详细记录于牙周检查记录表内。

1）口腔卫生情况：菌斑、软垢、牙石的量及分布。

2）牙龈组织情况：牙龈的色、形、质、出血指数，有无溢脓、龈退缩及附着龈过窄等。

3）不同牙的探诊深度、有无附着丧失及附着丧失的量以及牙周袋的位置、范围等。

4）磨牙有无根分叉病变。

5）牙有无松动和移位。

6）X线片：观察并描述牙周组织在X线片上的表现。

7）有无其他不良刺激物、不良修复体、食物嵌塞等。

8）其他：口腔、颌面部情况以及口腔黏膜、牙体疾病、咬合关系、错𬌗畸形、牙列缺损、修复体情况等，必要时行血液化验或活体组织检查。

（3）诊断。牙龈炎或牙周炎。

（4）治疗计划。针对患者疾病状况制定个体化治疗方案，如牙周基础治疗、牙周手术治疗、牙周维护治疗等。

（5）处理。

（6）检查医师签字。

附表　牙周检查记录表

姓名＿＿＿＿＿＿　性别＿＿＿＿＿＿　年龄＿＿＿＿＿＿　病历号＿＿＿＿＿＿　X 线片号＿＿＿＿＿＿

检查日期：　　年　　月　　日

菌斑＿＿＿＿%

BOP＿＿＿＿%

菌斑																
溢脓																
牙齿松动度																
根分叉病变																	B L
BI（出血指数）																	B L B L
AL（附着丧失）																	B L
龈缘 –CEJ																	B L
PD（探诊深度）																	B L
牙位	8	7	6	5	4	3	2	1	1	2	3	4	5	6	7	8
PD（探诊深度）																	L B
龈缘 –CEJ																	L B
AL（附着丧失）																	L B
BI（出血指数）																	L B
根分叉病变	—	—	—											—	—	—	L B
牙齿松动度																
溢脓																
菌斑																

咬合关系：　错𬌗拥挤　　深覆𬌗　　深覆盖
　　　　　　对刃𬌗　　反𬌗

其　　他：

诊　　断：

检查者签名：＿＿＿＿＿＿＿＿＿

记录者签名：＿＿＿＿＿＿＿＿＿

实训二十

乳牙的解剖结构特点及乳恒牙鉴别

病例导入

患儿，男，12 岁，左下后牙肿痛 1 周，口服头孢类抗生素 3 天后缓解并于当地医院就诊。口内检查发现：34 已正常萌出，其远中存在 2 颗磨牙，相邻磨牙近中邻𬌗面大面积龋损，Ⅰ度松动，轻度叩痛。当地医师诊断为"75 慢性根尖炎"，并拔除患牙。后经 X 线检查发现所拔除患牙为 36。该患者 75 因龋早失，36 萌出后向近中移动。请问该如何避免类似医疗事故再次发生？

记忆链接

儿童牙列的发育过程可分为 3 个阶段：乳牙列阶段、混合牙列阶段和年轻恒牙列阶段。

（1）乳牙列阶段（6 个月～6 岁）。乳牙于婴儿出生后 6 个月左右开始萌出，至 2 岁半左右陆续出齐，形成完整乳牙列。从乳牙开始萌出到恒牙萌出之前，称为乳牙列阶段。

（2）混合牙列阶段（6～12 岁）。6 岁左右乳牙开始脱落，恒牙依次萌出，乳恒牙开始替换，进入混合牙列阶段。

（3）年轻恒牙列阶段（12～15 岁）。此阶段乳牙已全部被替换完毕，除第三磨牙外，全部恒牙均已萌出。

技术操作

一、目的

掌握乳牙的牙体、髓腔形态特点，掌握乳牙与恒牙的鉴别方法，尤其是第二乳磨牙与第一恒磨牙的鉴别。

二、操作规程

物品准备	乳牙殆标准化模型、恒牙殆标准化模型

乳牙分类及记录方法	乳牙分为乳切牙、乳尖牙和乳磨牙3种类型，上下颌各有10颗乳牙。乳中切牙、乳侧切牙和乳尖牙为前牙组，第一乳磨牙和第二乳磨牙为后牙组。乳牙的临床记录符号常用的是英文字母或罗马数字，即将乳中切牙、乳侧切牙、乳尖牙、第一乳磨牙和第二乳磨牙标记为A、B、C、D、E，或是 Ⅰ、Ⅱ、Ⅲ、Ⅳ、Ⅴ。同一个体同颌的同名乳牙在解剖形态上相同

上颌乳中切牙特点	外形与上颌恒中切牙相似，但体积小，牙冠短而宽。唇面光滑，未见唇沟。颈线弯曲度小，唇面近颈缘处隆起，舌面位高、宽大，舌窝较浅。邻面呈三角形，牙冠颈部厚，颈缘线清晰，冠根分界明显，接触区在近中面近于切角处，在远中面位于牙冠1/2至牙冠切端1/3处。牙根扁而宽，根冠比大于上颌恒中切牙，约为2：1，根1/3弯向唇侧。龋好发部位在近远中邻面及唇侧牙颈部。可根据形态、磨耗或龋坏程度，结合患者年龄、乳牙脱落情况与上颌恒中切牙鉴别

下颌乳中切牙特点	形态与下颌恒中切牙相似，牙冠窄而长，近远中缘对称，切缘薄，平而直，切角锐。唇面颈嵴明显。舌面边缘嵴突出，舌窝明显。邻面为三角形，冠根分界明显。牙根细长，根尖偏向唇侧。龋发生率较低，好发部位为近远中邻面。6岁左右，常出现下颌乳切牙滞留，而恒切牙在乳切牙的舌侧萌出的情况，此时，根据两者形态，结合松动度、位置关系可以比较容易的进行鉴别

上颌乳侧切牙特点	外形比上颌乳中切牙略小，牙冠短而窄。切缘向远中倾斜，远中切角比乳中切牙更加圆钝。唇侧颈嵴和舌隆突较小，舌面边缘嵴不明显，舌窝浅。邻面呈窄三角形。接触区在靠近切1/3处。牙根细长，根尖偏向远中。龋好发部位在近远中邻面及唇侧牙颈部。可根据形态、磨耗或龋坏程度，结合患者年龄、乳牙脱落情况与上颌恒侧切牙鉴别

下颌乳侧切牙特点	牙冠比下颌乳中切牙略大，近中缘比远中缘长，远中切角圆钝。舌面边缘嵴、舌隆突明显，舌窝较深。邻面呈三角形，接触区在靠近切1/3处。牙根比下颌乳中切牙略长，根尖偏向远中唇侧。龋发生率较低，好发部位为近远中邻面

上颌乳尖牙特点	与上颌恒尖牙相似，但体积小。牙尖偏向远中。近中斜缘长于远中斜缘是鉴别上颌乳尖牙与恒尖牙的主要标志。唇舌面有明显隆起的轴嵴，唇侧颈缘平而直，舌窝被舌侧轴嵴分为近中、远中两部分。邻面呈三角形，近中面小于远中面。牙根长直，根尖弯向唇侧。龋好发部位为近远中邻面及唇侧颈部。可根据形态、磨耗或龋坏程度，结合患者年龄、乳牙脱落情况与上颌恒尖牙鉴别
下颌乳尖牙特点	形态与上颌乳尖牙相似，牙冠较短。牙尖偏向近中，远中斜缘长于近中。唇侧颈嵴突出，颈缘线平直。舌面边缘嵴和轴嵴略突，舌窝明显。邻面呈三角形，冠根分界明显，接触区在切 1/3 处。牙根长轴与牙尖一致，根尖偏向远中唇侧。龋好发部位在近远中邻面。可根据形态、磨耗或龋坏程度，结合患者年龄、乳牙脱落情况与下颌恒尖牙鉴别
上颌第一乳磨牙特点	形态与上颌第二前磨牙相似，体积较小。近远中径大于颊舌径，牙颈部缩窄明显，颈嵴突出。颊面轴嵴突出，形成较大的远中斜面和较小的近中斜面。颊侧自颈嵴向𬌗面聚拢，外形高点在颈嵴处。邻面呈四边形，向𬌗面聚拢，近中面大于远中面，冠根分界明显，接触区位于𬌗 1/3 处略偏颊侧。咬合面观，近中边缘嵴长于远中边缘嵴，颊侧边缘嵴长于舌侧边缘嵴。腭根较长略粗，颊侧两根较短而细。根分叉大，根尖 1/3 向内弯曲。龋好发部位在远中邻面，其次为咬合面及近中邻面。可根据形态、磨耗或龋坏程度，结合患者年龄、乳牙脱落情况与上颌第一前磨牙鉴别
下颌第一乳磨牙特点	形态不同于任何恒牙或其他乳牙。近中颊尖大于远中颊尖，颊面近中颈嵴突出，轴嵴也偏向近中，颊侧高点在颈嵴处。近中舌尖高大而靠近中线，远中舌尖矮小，舌侧高点在中 1/3 处。近中邻面似三角形，远中邻面似四边形。接触区在𬌗 1/3 靠近颊侧处。牙冠近中部分向𬌗面聚拢明显，近中边缘嵴很短。由于近中颊尖、近中舌尖高大，几乎相连，因此，将𬌗面分成较小的近中窝和较大的远中窝。两窝有中央沟相连。牙根为近远中双根，根分叉大，近中根管粗大或分为颊、舌侧双根管。远中常为颊、舌侧双根管。龋好发部位在远中邻面、近中邻面及咬合面。可根据形态、磨耗或龋坏程度，结合患者年龄、乳牙脱落情况与下颌第一前磨牙鉴别

上颌第二乳磨牙特点	形态与上颌第一恒磨牙很相似。颊面呈梯形，颊部颈嵴突出，近中部分更明显。轴嵴部明显。外形高点在颈嵴处。近中颊尖大于远中颊尖，两尖之间有明显的颊沟。近中颊尖大于远中舌尖，两尖之间有明显的舌沟。邻面呈四边形，近中面大于远中面，接触区在𬌗 1/3 处。𬌗面观类似上颌第一恒磨牙，窝沟较浅。根分叉大，根尖 1/3 向内弯曲。腭根最长，根管最粗，远中颊根最短。髓底常见副根管。近中颊根可有第二根管。可根据形态、磨耗或龋坏程度，结合患者年龄、乳牙脱落情况与上颌第一恒磨牙鉴别。必要时应采用影像学检查进行鉴别
下颌第二乳磨牙特点	形态与下颌第一恒磨牙很相似。颊面呈梯形，颊部颈嵴突出，外形向𬌗面聚拢，高点在颈嵴处。近中颊尖、远中颊尖、远中尖等大。牙尖之间有颊沟、远颊沟。舌侧高点在中 1/3 处。近远中舌尖等大，有明显的舌沟。邻面为四边形，近中面、远中面大小相似，接触区在𬌗 1/3 处的中央。咬合面点隙、窝沟较浅。牙根分为近远中两根，根冠比约为 2∶1，根分叉大，近中根管粗大或分为颊、舌侧双根管。远中常为颊、舌侧双根管。髓底常见副根管。可根据形态、磨耗或龋坏程度，结合患者年龄、乳牙脱落情况与下颌第一恒磨牙鉴别。必要时应采用影像学检查进行鉴别

三、注意事项

（1）由于乳牙萌出早又易磨耗，故切嵴、牙尖磨耗明显。恒牙新萌出不久，磨耗不明显，新萌出的恒切牙尚可见明显的切嵴结节。

（2）乳牙色白或青白，恒牙微黄，更有光泽。

（3）乳牙牙冠高度短，近远中径相对较大，并具有牙冠近颈 1/3 处突出明显、颈部收缩等特点。

（4）与同名牙相比，乳牙比恒牙小。

（5）在完整的牙列中，可参考牙齿排列的次序加以鉴别。

（6）根据各乳牙的解剖形态并参考磨耗度、色泽、形态、大小以及排列，有可能不需要 X 线片即能鉴别乳恒牙。

相关拓展

　　保持比较完整的乳牙𬌗有利于儿童咀嚼、发音和外观，对儿童生理及心理的发育有着重要的作用。乳牙对恒牙的萌出还起着引导作用，乳磨牙的存在及其正常的生理活动对维持足够的牙弓长度及儿童颌骨发育意义重大。乳牙的早失将对未来恒牙列的正常功能造成不良影响。

测试题

一、单选题

1.下颌第二乳磨牙，颊侧三尖的大小是（ ）

A. 近中尖最大、远中尖最小

B. 远中尖最大、近中尖最小

C. 三尖等大

D. 两侧牙尖较大

E. 两侧牙尖较小

正确答案：C

答案解析： 下颌第二乳磨牙形态与下颌第一恒磨牙很相似。颊面呈梯形，颊部颈嵴突出，外形向殆面聚拢，高点在颈嵴处。近中颊尖、远中颊尖、远中尖等大。

2.乳牙与恒牙鉴别的主要依据是（ ）

A. 牙齿排列的位置

B. 牙齿大小

C. 牙齿形态

D. 牙齿颜色

E. 以上都是

正确答案：E

答案解析： 根据各乳牙的解剖形态并参考磨耗度、色泽、形态、大小以及排列，不需要 X 线片即能鉴别乳恒牙。

二、判断题

1.乳牙的釉质比恒牙易受脱钙剂的作用，也易受氟化物的作用而增加抗酸性，强化牙质。年轻恒牙的化学结构与乳牙相似。

正确答案：对

答案解析： 适量的氟可用于龋病的预防，尤其对乳牙及年轻恒牙效果明显。

2.上颌乳中切牙为宽冠宽根，根尖弯向腭侧。

正确答案：错

答案解析：上颌乳中切牙为宽冠宽根，根尖弯向唇侧。

三、简答题

为什么乳牙出现慢性根尖炎甚至已造成根分叉下方感染时，牙髓有可能仍有活力？

答：由于乳磨牙髓底常见副根管和副孔，牙髓感染容易经此波及根分叉下方组织而牙髓尚未发生坏死。

实训二十一

儿童口腔科常用X线片判读

病例导入

患儿，女性，8 岁，因乳上前牙脱落 2 年，至今未见恒上前牙萌出，否认疼痛不适，4 年前有乳牙外伤史，现来院就诊。作为接诊医师，了解患儿病史后，需要完善哪些检查项目才能做出合理准确的诊断呢？

记忆链接

1. 什么是 X 线 X 线是一种无重量、不带电的能量光子，以每秒 $3×10^8$m 的光速在空间快速传递。X 线能量的大小取决于其波长。波长越短，X 线所携带的能量越大，对物体的穿透力也越强；反之，波长越长，能量越小，对物体的穿透力也越弱。X 线是口腔颌面部及其他医学影像领域应用最多的放射线。

2. 儿童口腔科常用 X 线片

（1）根尖片。显示牙齿全貌及根尖周围牙槽骨情况，用于检查牙体、牙周、根尖周及根分叉病变。

（2）拾翼片。显示上下颌牙齿的牙冠部，包括颈部及相邻牙槽嵴顶。

（3）曲面体层片（全口牙列位）。显示双侧上下颌骨、上颌窦、颞下颌关节及全口牙齿。

（4）口腔颌面部锥形束 CT 片。儿童口腔疾病主要采用小视野扫描，用于局限性病变的诊断，如根折、多生牙、弯曲牙、阻生牙定位、根尖周病变等。

技术操作

一、目的

（1）掌握儿童口腔科常用 X 线片正常图像描述。

（2）掌握儿童口腔科常用 X 线片常见病变图像特点。

二、操作规程

物品准备

根尖片胶片；殆翼片胶片；曲面体层片（全口牙列）胶片；口腔颌面部锥形束 CT 片胶片或电子片；看片灯

读片前准备

（1）按照拍照方式不同将 X 线片分为根尖片、殆翼片、曲面体层片（全口牙列位）、口腔颌面部锥形束 CT 片。

（2）根据牙列替换情况将 X 线片分为乳牙列片、混合牙列片、恒牙列片

操作方法

X 线片判读

（1）讲述儿童根尖片正常图像。①牙釉质影像密度最高，似帽状覆盖在冠部牙本质表面。②牙本质影像密度较釉质稍低，围绕牙髓构成牙齿主体。③牙骨质覆盖在牙根表面牙本质上，很薄，其影像与牙本质不易区别。④牙髓腔显示为低密度影像，下颌磨牙牙髓腔似"H"形，上颌磨牙牙髓腔似圆形或卵圆形。⑤牙槽骨影像比牙密度稍低，骨小梁呈交织状或网状结构。⑥骨硬板显示为包绕牙根的连续不断的高密度线条状影像。⑦牙周膜显示为包绕牙根的连续不断的低密度线条状影像，宽度均匀一致。⑧牙囊及恒牙胚：早期牙胚显示为边缘清晰的类囊样低密度区，外有线样高密度影即牙囊骨壁，牙体形成后 X 线仅显示牙冠影像。正常牙胚位于颌骨中时，周围致密白线连续不断，随着继承恒牙的萌出牙囊骨壁影像逐渐消失。（见具体 X 线片）

（2）讲述殆翼片正常图像。主要显示上下牙牙冠部分及相应的牙槽嵴顶影像。描述同根尖片。用于检查邻面龋、髓石、牙髓腔的大小、邻面龋与髓室是否穿通和穿通程度，以及充填物边缘密合情况、根分叉病变、乳牙牙根的吸收、恒牙胚的位置及其与乳牙牙根的关系等。（见具体 X 线片）

（3）讲述曲面体层片（全口牙列位）。可以显示双侧上下颌骨、上颌窦、颞下颌关节及全口牙齿。用于观察儿童颌骨、乳恒牙发育的整体情况，口腔颌面部肿瘤、外伤、炎症、畸形、颞下颌关节病变及研究记录口腔颌面部的生长发育等。（见具体 X 线片）

> 考点提示：
> X 线片选择及正常结构

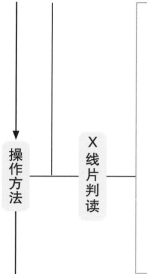

操作方法 — X 线片判读

（4）讲述口腔颌面部锥形束 CT 片。儿童口腔疾病主要采用小视野扫描，用于局限性病变的诊断，如根折、多生牙、弯曲牙、阻生牙定位、根尖周病变等。该项检查不是对所有疾病的诊断都有帮助，一定要注意适应证的选择。（见具体 X 线片）

（5）讲述阅读 X 线片显示病变部位的观察方法。①龋病的深度和髓腔的关系。②髓腔内有无钙化，有无牙体内、外吸收。③根管内有无充填物，充填物是否严密。④根尖周围组织病变的状况和程度。⑤乳牙牙根是否出现生理性或病理性吸收。⑥恒牙胚发育情况及其牙囊骨壁是否受损。（见具体 X 线片）

> 考点提示：
> X 线片病变部位观察方法

读片考核

（1）能正确区分 4 种常见 X 线片。
（2）能描述正常 X 线片所提供的图像。
（3）能按顺序观察 X 线片提示的病变部位，不漏项

三、注意事项

（1）根据病史及临床检查，合理开具 X 线检查项目。

（2）根尖片无法解读的病变，可以考虑开具其他检查项目，如锥形束 CT。

（3）阅读 X 线片要按照一定的顺序逐项进行，以防漏项，造成漏诊。

相关拓展

儿童口腔科收治 0～18 岁儿童，年龄跨度大，收治病种较多，需要了解一些其他的 X 线检查项目。例如，X 线头影测量片、上颌前部殆片、上颌后部殆片、下颌前部殆片、下颌横断殆片及口外投照 X 线片等。

测试题

一、单选题

1. 以下牙齿的哪一部分结构在根尖片显示影像密度最高 （   ）

A. 牙釉质

B. 牙本质

C. 牙骨质

D. 牙髓

E. 牙槽骨

正确答案： A

答案解析： 牙釉质影像密度最高，似帽状覆盖在冠部牙本质表面。

2. 以下牙齿的哪一部分结构在根尖片显示低密度影像（   ）

A. 牙釉质

B. 牙本质

C. 牙骨质

D. 牙髓

E. 牙槽骨

正确答案： D

答案解析： 牙髓腔显示为低密度影像。

3. 根尖片显示下颌磨牙的髓腔形态类似（   ）

A. I 形

B. O 形

C. H 形

D. P 形

E. 椭圆形

正确答案： C

答案解析： 下颌磨牙牙髓腔似"H"形。

4. 5 岁患儿左下第一乳磨牙的根尖片显示牙冠部透影区及髓腔，髓腔及根管内未见充填物影像，其根尖周膜增宽，根尖区低密度影像，根分叉下方恒牙胚影像可见，表面硬骨板完整。就此判断该患儿左下第一乳磨牙可能的诊断是（　　）

A. 浅龋

B. 深龋

C. 中龋

D. 牙髓炎

E. 根尖炎

正确答案： E

答案解析： 符合根尖炎影像学特点。

5. 临床检查发现右上第一及第二乳磨牙邻面可疑龋坏，以下哪项检查能帮助确诊（　　）

A. 温度测验

B. 殆翼片

C. 上颌后部殆片

D. 曲面体层片

E. 口腔颌面部锥形束 CT

正确答案： B

答案解析： 殆翼片主要用来检查邻面龋，特别是临床尚不易发现的早期龋，以及充填后继发龋。

二、判断题

1. 口腔颌面部锥形束 CT 在诊断牙齿邻面龋上较殆翼片更有优势。

正确答案： 错

答案解析： 殆翼片主要用来检查邻面龋，特别是临床尚不易发现的早期龋，以及充填后继发龋。

2. 4 岁儿童因右下第二乳磨牙深龋洞，就诊拍根尖片后发现，第一乳磨牙根分叉下方出现类囊样低密度影，诊断为"右下第一乳磨牙根尖周囊肿"。

正确答案：错

答案解析：需要追问病史，以及与邻牙或对侧同名牙对比，判断是否为继承恒牙牙胚发育早期的影像。

三、简答题

1. 简述根尖片的检查范围。

答：显示牙齿全貌及根尖周围牙槽骨情况，用于检查牙体、牙周、根尖周及根分叉病变。

2. 简述儿童根尖片正常图像。

答：①牙釉质影像密度最高，似帽状覆盖在冠部牙本质表面。②牙本质影像密度较釉质稍低，围绕牙髓构成牙齿主体。③牙骨质覆盖在牙根表面牙本质上，很薄，其影像与牙本质不易区别。④牙髓腔显示为低密度影像，下颌磨牙牙髓腔似"H"形，上颌磨牙髓腔似圆形或卵圆形。⑤牙槽骨影像比牙密度稍低，骨小梁呈交织状或网状结构。⑥骨硬板显示为包绕牙根的连续不断的高密度线条状影像。⑦牙周膜显示为包绕牙根的连续不断的低密度线条状影像，宽度均匀一致。⑧牙囊及恒牙胚：早期牙胚显示为边缘清晰的类囊样低密度区，外有线样高密度影即牙囊骨壁，牙体形成后 X 线仅显示牙冠影像。正常牙胚位于颌骨中时，周围致密白线连续不断，随着继承恒牙的萌出牙囊骨壁影像逐渐消失。

实训二十二

乳磨牙金属预成冠修复技术

扫描二维码，观看操作视频

病例导入

患儿，男性，7岁，左下后牙疼痛及夜间痛。临床检查：74大面积龋坏。结合影像学检查，诊断为"74牙髓炎"，已行74根管治疗术。随后应选择何种修复方式为患儿进行后续治疗？

记忆链接

乳磨牙金属预成冠修复，多用于乳牙牙体大面积缺损的修复或间隙保持器的固位体，尤其乳磨牙牙髓治疗后。适应证如下。

（1）乳牙大面积龋坏或龋坏面涉及2个或更多牙面。

（2）釉质发育不全或其他遗传性牙齿发育异常的乳磨牙，无法用树脂修复者。

（3）重度磨耗需要恢复咬合高度者。

（4）牙髓切断术、牙髓摘除术或根管治疗术后，面临冠折危险的乳磨牙的修复。

（5）冠折乳磨牙的修复。

（6）间隙保持器的基牙的修复。

技术操作

一、目的

使用乳磨牙金属预成冠修复患牙，以恢复乳牙解剖外形及高度，建立正常的咬合及邻接关系，更有利于儿童颌面部发育。

二、操作规程

术前评估	（1）患牙一般情况。74大面积龋坏。 （2）患儿全身情况。体健，否认全身系统性疾病，否认药物过敏史。 （3）临床检查。74大面积龋，牙髓炎，已行根管治疗。 （4）放射检查。龋坏达髓腔，根尖周无异常表现

器材准备	口腔检查器械；防护镜；橡皮障套装；高速手机、低速手机；直机头；配套钻针；金属预成冠；冠钳；细砂轮、橡皮轮；塑料调拌刀、调拌板；粘结材料；咬合纸；无痛局部麻醉仪及阿替卡因注射液

操作方法

操作前准备	（1）牙位核对。术前与患者确认治疗牙位。 （2）术前谈话。与家长沟通，告知治疗方案及预期效果，签订知情同意书；与患儿沟通，取得其配合。 （3）局部麻醉后安装橡皮障

牙体预备	（1）𬌗面的预备。用蓝色金刚砂钻针（盘状 ISO 068/042，WR-BC，短棒状 ISO 237/032，EX-26），备指示沟 1.0 ~ 1.5mm，分区域预备𬌗面，均匀磨除 1.0 ~ 1.5mm。 （2）邻面的预备。用蓝色金刚砂钻针（尖针样 ISO 160/012，SO-20），将车针放到基牙近远中，磨开，分别预备近远中邻面，注意保护邻牙及牙龈，邻面为刃状边缘，一般预备至龈下 0.5 ~ 1.0mm，邻面宽度为 0.5 ~ 1.0mm，探针可顺利通过且没有台阶。 （3）颊舌面一般不需要预备，除非颊面近颈部 1/3 处特别隆起，应适当去除明显倒凹。 （4）边缘修整。修整锐边、轴角、颊𬌗面角，使边缘圆钝，磨除可能存在的颊面尖或舌面尖

预成冠选择	按牙类及牙冠的近远中径选择合适型号的预成冠

试戴	上颌从颊侧向舌侧，下颌从舌侧向颊侧，将预成冠戴到基牙上，确认就位，检查边缘长度、密合度、固位。（也可采用间接法调试，具体方法见"相关拓展"）

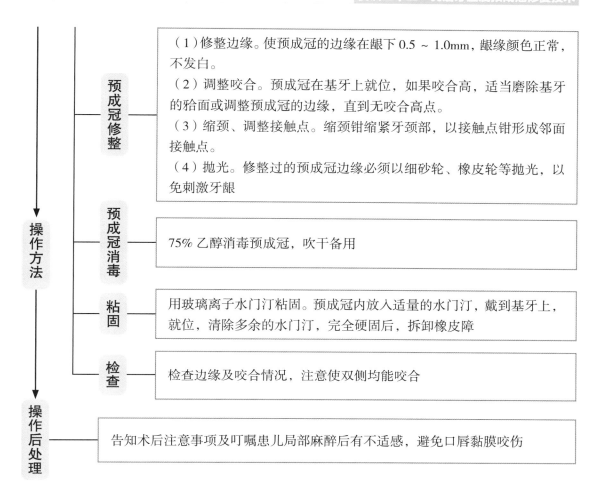

操作方法	预成冠修整	（1）修整边缘。使预成冠的边缘在龈下 0.5 ~ 1.0mm，龈缘颜色正常，不发白。 （2）调整咬合。预成冠在基牙上就位，如果咬合高，适当磨除基牙的殆面或调整预成冠的边缘，直到无咬合高点。 （3）缩颈、调整接触点。缩颈钳缩紧牙颈部，以接触点钳形成邻面接触点。 （4）抛光。修整过的预成冠边缘必须以细砂轮、橡皮轮等抛光，以免刺激牙龈
	预成冠消毒	75% 乙醇消毒预成冠，吹干备用
	粘固	用玻璃离子水门汀粘固。预成冠内放入适量的水门汀，戴到基牙上，就位，清除多余的水门汀，完全硬固后，拆卸橡皮障
	检查	检查边缘及咬合情况，注意使双侧均能咬合
操作后处理		告知术后注意事项及叮嘱患儿局部麻醉后有不适感，避免口唇黏膜咬伤

三、注意事项

（1）禁忌证。①牙根开始吸收的牙；②近期要脱落的牙；③有急性症状的牙；④根管治疗后，出现根充反应的牙；⑤不配合儿童。

（2）局部麻醉的应用。金属预成冠的牙体预备约为龈下 1mm，牙龈不适明显，需在局部麻醉下进行。术前应注意了解患儿是否患有系统性疾病、是否有药物过敏史、是否空腹、是否心理紧张，麻醉术后应告知患儿注意事项，避免患儿咬嘴唇，以免口唇软组织破溃。

（3）术前拍摄 X 线片。了解乳牙牙根炎症情况，注意是否发生根分叉病变。

（4）牙体预备。牙体预备时不可伤及邻牙。

（5）预成冠的选择。根据乳牙近远中径，反复试戴，避免预成冠过大、过小。

（6）金属预成冠的咬合调整。注意使双侧牙齿均能咬合。

相关拓展

间接法预成冠调试

在牙体预备完成后，对该牙局部取模，翻制石膏模型，在模型上试戴预成冠，进行预成冠修整，这样可以口外反复调试，缩短患儿口内操作的时间和次数。

测试题

一、单选题

1. 乳磨牙金属预成冠修复𬌗面牙体预备，需均匀磨除（　　）

A. 小于 0.2mm

B. 0.2 ~ 0.5mm

C. 0.5 ~ 1.0mm

D. 1.0 ~ 1.5mm

E. 大于 1.5mm

正确答案： D

答案解析： 乳磨牙金属预成冠修复𬌗面牙体预备，应均匀磨除 1.0 ~ 1.5mm，以提供预成冠所需厚度。

2. 乳磨牙金属预成冠修复邻面牙体预备，邻面宽度应为（　　）

A. 小于 0.2mm

B. 0.2 ~ 0.5mm

C. 0.5 ~ 1.0mm

D. 1.0 ~ 1.5mm

E. 大于 1.5mm

正确答案： C

答案解析： 乳磨牙金属预成冠修复邻面牙体预备，邻面宽度为 0.5 ~ 1.0mm，探针顺利通过没有台阶，邻面为刃状边缘，注意保护邻牙和牙龈。

3. 乳磨牙金属预成冠修复，冠的边缘应位于龈下（　　）

A. 小于 0.5mm

B. 0.2 ~ 0.5mm

C. 0.5 ~ 1.0mm

D. 1.0 ~ 1.5mm

E. 大于 1.5mm

正确答案： C

答案解析：金属预成冠的冠边缘应位于龈下，但要保证不能伸入的过深，保持在 0.5 ~ 1.0mm，保证牙龈黏膜恢复至正常的颜色。

二、判断题

乳磨牙金属预成冠试戴时：上颌从舌侧向颊侧，下颌从颊侧向舌侧，将预成冠戴到基牙上，确认就位。

正确答案：错

答案解析：预成冠试戴时，上颌从颊侧向舌侧，下颌从舌侧向颊侧，将预成冠戴到基牙上，确认就位。

三、简答题

1. 简述乳磨牙金属预成冠修复的适应证。

答：（1）乳牙大面积龋坏或龋坏面涉及 2 个或更多牙面。

（2）釉质发育不全或其他遗传性牙齿发育异常的乳磨牙，无法用树脂修复者。

（3）重度磨耗需要恢复咬合高度者。

（4）牙髓切断术、牙髓摘除术或根管治疗术后，面临冠折危险的乳磨牙的修复。

（5）冠折乳磨牙的修复。

（6）间隙保持器的基牙。

2. 简述乳磨牙金属预成冠修复的主要步骤。

答：局部麻醉后安装橡皮障，牙体预备，选择预成冠，试戴，预成冠修整，消毒，粘固，拆卸橡皮障，检查，调整咬合。

3. 简述乳磨牙金属预成冠修复牙体预备要点。

答：（1）𬌗面的预备。均匀磨除 1.0 ~ 1.5mm。

（2）邻面的预备。分别预备近远中邻面，注意保护邻牙及牙龈，邻面为刃状边缘，邻面宽度为 0.5 ~ 1.0mm，探针可顺利通过且没有台阶。

（3）颊舌面一般不需要预备，除非颊面近颈部 1/3 处特别隆起，应适当去除明显倒凹。

（4）边缘修整。修整锐边、轴角、颊𬌗面角，使边缘圆钝，磨除可能存在的颊面尖或舌面尖。

4.简述儿童使用口腔局部麻醉的注意事项。

答：（1）麻醉术前应注意了解患儿是否患有系统性疾病、是否有药物过敏史、是否空腹、是否心理紧张。

（2）麻醉术后应告知患儿注意事项，避免患儿咬嘴唇，以免口唇软组织破溃。

5.简述乳磨牙金属预成冠修复的禁忌证。

答：（1）牙根开始吸收的牙。

（2）近期要脱落的牙。

（3）有急性症状的牙。

（4）根管治疗后，出现根充反应的牙。

（5）不配合儿童。

实训二十三

带环丝圈式间隙保持器的制作

扫描二维码，观看操作视频

病例导入

患儿，女性，7岁，左上第一乳磨牙因龋缺失。应选择何种间隙保持器？

记忆链接

带环丝圈式间隙保持器是在选择的基牙上装配带环，在缺失牙处通过弯制的金属丝来维持缺隙的近远中距离的装置。

适应证如下。

（1）单侧第一乳磨牙早失。

（2）第一恒磨牙萌出后，单侧第二乳磨牙早失。

（3）恒切牙萌出前双侧各缺失一颗乳磨牙。

（4）一个象限内非游离端单颗恒前磨牙或磨牙早失，需要维持间隙者。

技术操作

一、目的

使用带环丝圈式间隙保持器对牙齿早失形成的牙列间隙进行保持，并可防止邻牙向缺隙处倾斜移动，为以后恒牙的萌出或永久性修复准备好条件。

二、操作规程

患儿评估

（1）根据患儿年龄、牙龄、缺隙位置、恒牙胚发育情况、牙齿萌出的先后顺序、骨量与牙量的关系确定是否需要间隙保持。

（2）确定属于带环丝圈式间隙保持器适应证。

（3）确定患儿可以配合口腔治疗及保持器的维护

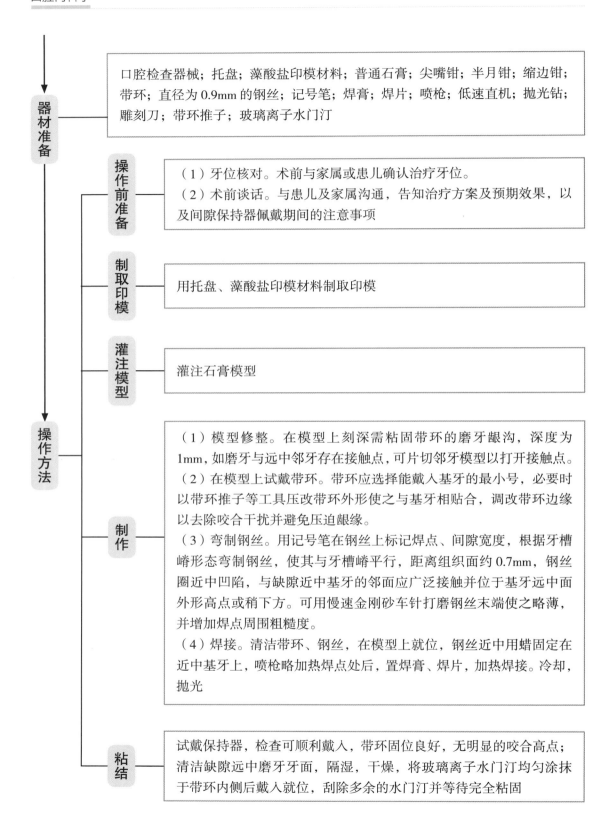

器材准备

口腔检查器械；托盘；藻酸盐印模材料；普通石膏；尖嘴钳；半月钳；缩边钳；带环；直径为 0.9mm 的钢丝；记号笔；焊膏；焊片；喷枪；低速直机；抛光钻；雕刻刀；带环推子；玻璃离子水门汀

操作方法

操作前准备

（1）牙位核对。术前与家属或患儿确认治疗牙位。
（2）术前谈话。与患儿及家属沟通，告知治疗方案及预期效果，以及间隙保持器佩戴期间的注意事项

制取印模

用托盘、藻酸盐印模材料制取印模

灌注模型

灌注石膏模型

制作

（1）模型修整。在模型上刻深需粘固带环的磨牙龈沟，深度为 1mm，如磨牙与远中邻牙存在接触点，可片切邻牙模型以打开接触点。
（2）在模型上试戴带环。带环应选择能戴入基牙的最小号，必要时以带环推子等工具压改带环外形使之与基牙相贴合，调改带环边缘以去除咬合干扰并避免压迫龈缘。
（3）弯制钢丝。用记号笔在钢丝上标记焊点、间隙宽度，根据牙槽嵴形态弯制钢丝，使其与牙槽嵴平行，距离组织面约 0.7mm，钢丝圈近中凹陷，与缺隙近中基牙的邻面应广泛接触并位于基牙远中面外形高点或稍下方。可用慢速金刚砂车针打磨钢丝末端使之略薄，并增加焊点周围粗糙度。
（4）焊接。清洁带环、钢丝，在模型上就位，钢丝近中用蜡固定在近中基牙上，喷枪略加热焊点处后，置焊膏、焊片，加热焊接。冷却，抛光

粘结

试戴保持器，检查可顺利戴入，带环固位良好，无明显的咬合高点；清洁缺隙远中磨牙牙面，隔湿，干燥，将玻璃离子水门汀均匀涂抹于带环内侧后戴入就位，刮除多余的水门汀并等待完全粘固

三、注意事项

（1）保持器试戴及戴入时应注意保护软组织，并防止脱位造成误吞、误吸。

（2）缺隙处对颌牙可能伸长。

（3）第一恒磨牙萌出后，带环在第二乳磨牙可能不易就位，可采用分牙圈分牙，3天后再戴入。

（4）间隙保持器的适用对象是正在生长发育中的儿童，因此，不同于成人的修复体，定期检查、管理非常重要。原则上3～4个月应复诊一次，主要检查以下几个方面：①确认装置是否达到间隙保持的目的；②是否引起牙龈、黏膜、邻牙和其他牙齿损伤；③是否影响继承恒牙萌出；④有无变形、破损；⑤是否需要调整及更换；⑥是否需要调整咬合关系；⑦患儿的口腔卫生状况，是否有邻牙及存留牙龋坏；⑧是否需要拆除及预测拆除的时间；⑨根据具体情况决定下次复诊时间。

相关拓展

间隙恢复装置

某些患儿就诊时由于第二乳磨牙早失，第一恒磨牙已经发生较多前移，此时应采用正畸方法推第一恒磨牙向远中，再进行间隙保持。

测试题

一、单选题

1.佩戴带环丝圈式间隙保持器后，复诊的周期一般是（　　）

A. 1 周

B. 1 个月

C. 3 ~ 4 个月

D. 12 个月

E. 24 个月

正确答案： C

答案解析： 识记。

2. 当单侧第二乳磨牙早失，第一恒磨牙萌出不足时，可采用哪种保持器（　　）

A.第二乳磨牙可摘式间隙保持器

B.第一恒磨牙带环丝圈式间隙保持器

C.第一乳磨牙预成冠丝圈式间隙保持器

D.第一恒磨牙预成冠丝圈式间隙保持器

E.第一乳磨牙带环丝圈式间隙保持器

正确答案： C

答案解析： 此时第一恒磨牙固位力不足以设置带环，第一乳磨牙龈聚合角度较大，带环固位力不好，因此，可以考虑用预成冠增加固位力。单侧单颗乳磨牙缺失一般不用可摘式间隙保持器。

二、判断题

1.上颌乳中切牙早失应及时进行间隙保持。

正确答案： 错

答案解析： 上颌乳切牙早失后间隙变化不大，可以不做保持。

2.9 岁儿童，74 早失，36 牙根形成 2/3，下颌恒切牙区排列整齐，此时可不用间隙保持。

正确答案：对

答案解析：此时下颌切牙段及第一恒磨牙向缺隙移动趋势较小，且第一前磨牙接近萌出，因此，间隙基本稳定。

三、简答题

带环丝圈式间隙保持器复查时要检查哪些内容？

答：（1）确认装置是否达到间隙保持的目的。

（2）是否引起牙龈、黏膜、邻牙和其他牙齿损伤。

（3）是否影响继承恒牙萌出。

（4）有无变形、破损。

（5）是否需要调整及更换。

（6）是否需要调整咬合关系。

（7）患儿的口腔卫生状况，是否有邻牙及存留牙龋坏。

（8）是否需要拆除及预测拆除的时间。

（9）根据具体情况决定下次复诊时间。

实训二十四

口腔黏膜病检查与常规治疗

第一节　口腔黏膜病检查

念珠菌直接镜检

病例导入

患者，女性，47岁，口腔长白色物2周。患者于2周前口腔长白色物，可擦掉，进食疼痛，患者自行口服抗炎药治疗，未见好转，今日来诊。临床检查：口腔黏膜充血，两颊、软腭部见大面积白色丝绒状斑片样病损，可拭去，留下鲜红创面；舌背苔少、欠均匀，余黏膜未见明显异常。请问需要完善哪项检查以明确诊断？

记忆链接

1. 急性假膜型念珠菌口炎特点

（1）可发生于任何年龄，多见于服用激素后、HIV感染者、免疫缺陷者、婴幼儿及体质衰弱者。

（2）损害区黏膜充血，以白色或蓝白色丝绒状能揭去的假膜为特征，稍用力可擦掉，暴露红的糜烂面及轻度出血。

（3）好发部位为颊、舌、软腭及唇。

2. **涂片法**　涂片法检测念珠菌为快速确定念珠菌感染的检测方法。

技术操作

一、目的

检测口腔黏膜是否有致病性念珠菌感染。

二、操作规程

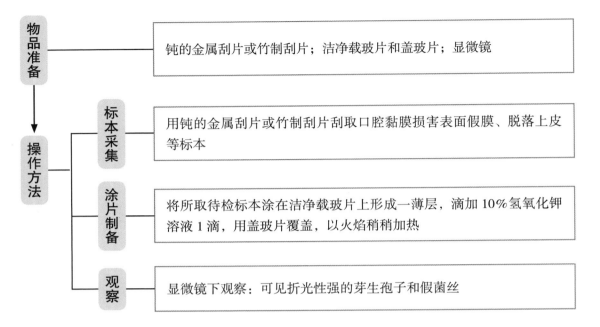

三、注意事项

（1）将标本涂在载玻片上呈分散状均匀铺开以利于发现菌丝或孢子。

（2）火焰加热标本时，不应加热至沸腾。

唾液流量测定

病例导入

患者，女性，73 岁，口干 2 个月。2 个月前自觉口腔干燥，自行口服药物治疗，未见好转，今日来诊。既往有类风湿疾病。

临床检查：口腔黏膜充血，唾液较少，舌背苔少、欠均匀，余黏膜未见明显异常。请问应该完善哪项检查以确定唾液量，进一步明确诊断？

记忆链接

1. 唾液的功能 唾液不仅对消化有很大作用，而且与口腔的很多功能均有密切关系。具体如下。

（1）消化作用。唾液内含有多种酶如淀粉酶等，能分解食物中的淀粉等成分，有助于食物的消化和吸收。

（2）溶媒作用。唾液是食物的水溶剂或载体，能使食物在咀嚼过程中容易弥散，并与舌部的味蕾接触而使舌头更易感知食物的味道，增加食欲。

（3）保护和润滑作用。唾液中黏蛋白吸附口腔黏膜表面形成的薄层弹性膜，有保护组织对抗脱水、阻止外源性刺激物进入黏膜内的作用，同时还可以润滑唇、颊、舌等，使之在咀嚼、吞咽、言语等运动时更加自由、顺畅。

（4）清洁口腔作用。唾液能机械性地冲洗口腔黏膜和牙齿，将附着其上的食物碎屑及细菌冲掉，维护口腔清洁。

（5）杀菌和抗菌作用。唾液中含有的溶菌酶等能阻止来自空气或水中的多种细菌生长，唾液中的其他抗菌因子如唾液中的免疫球蛋白等能阻止细菌的附着，抑制其生长，甚至对某些细菌还有一定的杀灭作用。

（6）稀释和缓冲作用。唾液与进入口腔的食物混合，起软化和稀释食物作用。过冷、过热等刺激也可借唾液缓冲，以保护口腔组织。

（7）黏附与固位作用。唾液本身具有黏着力，与嚼碎的食物混合，将食物颗粒黏成食团，便于吞咽。对于全口无牙者需要全口义齿修复时，存在于全口义齿基托组织面与口腔黏膜之间的唾液可增加全口义齿的附着力，从而增加义齿的稳定和固位。

（8）缩短凝血时间。血液与唾液混合后，凝血时间缩短，其缩短程度与混合程度比例有关。血液与唾液之比为1∶2时，凝血时间缩短最多。

（9）排泄作用。血液中的异常或过量成分常可通过唾液排出。如过量的汞、铅等重金属元素，碘也主要从唾液中排出。当肾功能下降而少尿时，部分尿素可由唾液中排出。糖尿病患者血液中过多的葡萄糖也常可由唾液中排出。循环血液中的感染性物质也可在腺体无病变时进入唾液，肝炎病毒、艾滋病病毒均可通过唾液传播。

（10）其他作用。下颌下腺分泌唾液腺激素，腮腺分泌腮腺素，这些激素除具有维持上述腺体的正常分泌活动外，还具有调节钙的代谢、促进骨和牙齿硬组织发育等作用。

2. 唾液流量测定　唾液流量测定为快速确定唾液量的方法。

技术操作

一、目的

检测口腔唾液流量。

二、操作规程

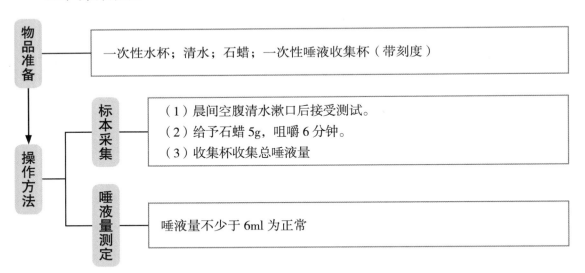

物品准备 —— 一次性水杯；清水；石蜡；一次性唾液收集杯（带刻度）

操作方法

标本采集 ——
（1）晨间空腹清水漱口后接受测试。
（2）给予石蜡 5g，咀嚼 6 分钟。
（3）收集杯收集总唾液量

唾液量测定 —— 唾液量不少于 6ml 为正常

三、注意事项

（1）咀嚼石蜡后应先收集唾液，后吐弃石蜡，并刷牙漱口。

（2）重感染者、已明确涎腺导管堵塞者禁用此法。

尼氏征检查法

病例导入

患者,女性,50岁,口腔溃烂1个月余。1个月前口腔起疱后破溃,且前胸也有水疱;自行口服抗炎药治疗,并曾于外院输抗炎药治疗,未见好转,进食较硬食物时口腔仍反复起疱,并破溃,今日来诊。临床检查:口腔黏膜充血,两颊、软腭、牙龈见大面积糜烂伴渗出、渗血,前胸见2处面积约0.8cm×0.8cm红色结痂,余黏膜未见明显异常。请问该完善哪项检查以明确诊断?

记忆链接

1.寻常型天疱疮临床表现

(1)口腔临床表现。先刺痛、后起水疱,水疱易破溃出现糜烂面,揭皮试验阳性,尼氏征阳性。

(2)皮肤临床表现。前胸、躯干易摩擦出现水疱,水疱易破、露红湿糜烂面、结痂或水疱不破干瘪。

2.尼氏征阳性 尼氏征阳性为天疱疮有诊断价值的检查方法。

技术操作

一、目的

判断是否尼氏征阳性。

二、操作规程

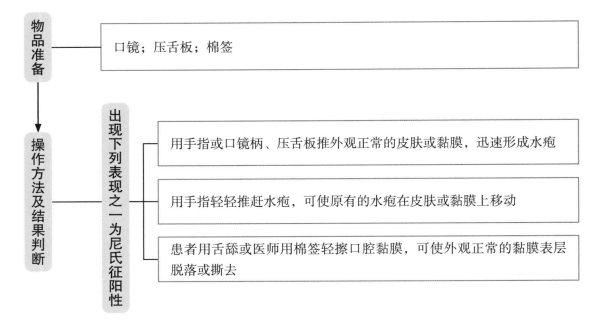

三、注意事项

（1）出现尼氏征阳性即停止试验，以免扩大损伤面积。

（2）急性期类天疱疮和多形性红斑有时也可出现尼氏征阳性，应结合其他临床症状或病理检查鉴别诊断。

针刺反应

病例导入

患者，女性，35岁，口腔溃疡反复发作2年。2年前口腔溃疡反复发作，自行使用药店"溃疡散"治疗，近期溃疡发作频繁，且伴生殖器溃疡，今日来诊。临床检查：口腔黏膜充血，舌背见散在2处小溃疡，约3mm大小，周围充血，表面黄色假膜覆盖，余黏膜未见明显异常。请问该完善哪项检查以明确诊断？

记忆链接

1. 白塞病临床表现。

（1）口腔溃疡。主要表现为反复发作的口腔溃疡。

（2）生殖器溃疡。除口腔溃疡外，患者还可出现外阴部深大溃疡。

（3）眼部病变。部分患者出现眼睛病变，表现为眼睛充血、疼痛、畏光或视力下降、视物不清。

（4）皮肤表现。有的患者出现结节性红斑、疱疹、丘疹等损害；皮肤针刺反应阳性。

（5）血管病变。累及全身大小血管的血管炎。

（6）全身其他损害。神经系统病变，肺部、心脏、肾脏损害，消化道病变，关节病变，不少患者伴乏力、食欲下降、低热和消瘦等全身症状。

2. 白塞病常用诊断标准 在反复发作的口腔溃疡基础之上，加上下列症状中的任 2 项：反复发作性生殖器溃疡、皮肤损害、眼部受累及针刺反应阳性。

技术操作

一、目的

判断针刺反应是否阳性。

二、操作规程

物品准备	75% 乙醇；棉签；无菌注射针头
操作方法	（1）75% 乙醇消毒皮肤。 （2）无菌注射针头直接刺入前臂皮肤 5mm 后退出或取生理盐水 0.1ml 注入前臂皮内。 （3）24 ~ 48 小时后观察进针点，出现红疹并有化脓倾向即为针刺反应阳性

三、注意事项

（1）针刺前做好解释工作，使患者消除紧张、恐惧心理。

（2）为患者选择合理的体位。

第二节　口腔黏膜病常规治疗

唇部湿敷

病例导入

患者，男性，52岁，唇破3个月。3个月来唇反复破损、结痂，自行使用药店"溃疡散"治疗无效，今日来诊。临床检查：口腔黏膜充血，下唇充血、微肿、糜烂、有较厚的血痂，余黏膜未见明显异常。诊断为"慢性糜烂性唇炎"。请问如何进行湿敷治疗？

记忆链接

（1）慢性糜烂性唇炎临床表现。上、下唇红反复糜烂、渗出明显、结痂，炎性渗出物形成薄痂，有出血时形成血痂，有继发感染时形成脓痂。

（2）药物局部湿敷为唇部糜烂结痂类疾病如慢性糜烂性唇炎的主要治疗手段。

技术操作

一、目的

治疗唇部糜烂结痂损害。

二、操作规程

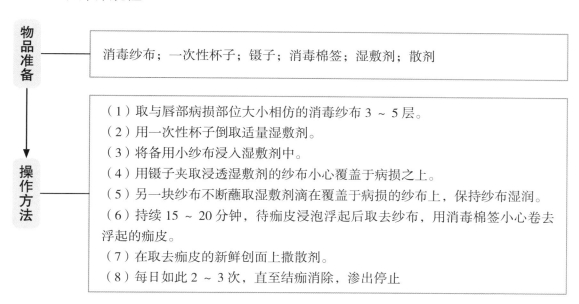

物品准备：消毒纱布；一次性杯子；镊子；消毒棉签；湿敷剂；散剂

操作方法：
（1）取与唇部病损部位大小相仿的消毒纱布3～5层。
（2）用一次性杯子倒取适量湿敷剂。
（3）将备用小纱布浸入湿敷剂中。
（4）用镊子夹取浸透湿敷剂的纱布小心覆盖于病损之上。
（5）另一块纱布不断蘸取湿敷剂滴在覆盖于病损的纱布上，保持纱布湿润。
（6）持续15～20分钟，待痂皮浸泡浮起后取去纱布，用消毒棉签小心卷去浮起的痂皮。
（7）在取去痂皮的新鲜创面上撒散剂。
（8）每日如此2～3次，直至结痂消除，渗出停止

三、注意事项

（1）唇红部湿敷时切勿让覆盖纱布干燥，更不可在纱布干粘于病损时强行撕脱。

（2）痂皮浮起后不能用手撕脱。

（3）湿敷剂可根据病情选用消毒抗炎液体（如0.1% 依沙吖啶溶液、3% 硼酸溶液、0.02%～0.2%氯己定溶液、5%生理盐水等）或有清热解毒功效的中药药液（如五白液、双花液等）。

（4）散剂可用有效治疗药物如皮质散或珍珠粉等。

口腔内黏膜湿敷

病例导入

患者，男性，35岁，口腔溃疡反复发作2年。患者于2年前开始口腔溃疡反复发作，自行使用药店"溃疡散"治疗无效，今日来诊。临床检查：口腔黏膜充血，上下唇内侧、颊黏膜、舌缘见散在溃疡，溃疡周围见红色充血带，表面假膜覆盖，余黏膜未见明显异常。诊断为"复发性阿弗他溃疡"。请问如何进行湿敷治疗？

记忆链接

（1）复发性阿弗他溃疡临床表现。病损表现为孤立的、圆形或椭圆形的浅表性溃疡，具有周期性、复发性及自限性的特点。

（2）药物局部湿敷为口腔黏膜疾病的主要治疗手段。

技术操作

一、目的

治疗口腔黏膜溃疡类损害。

二、操作规程

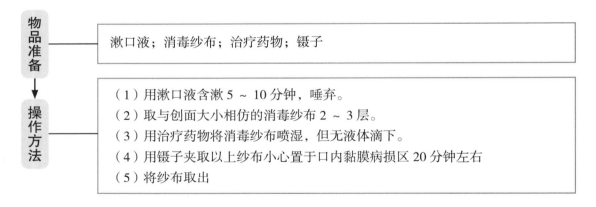

物品准备 —— 漱口液；消毒纱布；治疗药物；镊子

操作方法 ——
（1）用漱口液含漱 5 ~ 10 分钟，唾弃。
（2）取与创面大小相仿的消毒纱布 2 ~ 3 层。
（3）用治疗药物将消毒纱布喷湿，但无液体滴下。
（4）用镊子夹取以上纱布小心置于口内黏膜病损区 20 分钟左右
（5）将纱布取出

病变部位局部封闭

病例导入

患者，男性，45 岁。上唇肿 1 个月。6 个月前开始唇肿，从一侧开始肿起，蔓延至全唇，之后消退，3 个月前再次肿胀并消退，1 个月前肿胀不能消退，今日来诊。临床检查：上唇肿胀，有垫褥感、无凹陷性水肿，16、25 残根，全口较多牙石；余黏膜未见明显异常。诊断为"肉芽肿性唇炎"。请问应如何治疗？

记忆链接

（1）肉芽肿性唇炎临床表现。无感染、无创伤，一侧开始肿胀，逐步蔓延至另一侧，多见于上唇，也可上、下唇同时受累，肿胀有垫褥感、无凹陷性水肿，初肿可完全消退，多次复发后不消退。

（2）目前肾上腺皮质激素类药物局部封闭治疗为肉芽肿性唇炎的主要治疗手段。

技术操作

一、目的

将药物直接注射到病变局部，在病变局部发挥最大的治疗作用。

二、操作规程

物品准备	碘酊；棉签；一次性注射器；注射药物
操作方法	（1）糜烂或溃疡病损。以碘酊消毒，在病损边缘旁开 0.5cm 处的正常黏膜处选择进针点，向病损基底下方进针，缓慢推入相应剂量的注射药物 （2）肉芽肿性唇炎病损。以碘酊消毒，于肿胀唇组织边缘选择进针点，向病损组织方向逐渐进针，缓慢推药直至注射药物达全部肿胀组织

三、注意事项

（1）目前临床应用的主要药物有：醋酸氢化可的松、波尼松龙、曲安奈德等注射液。每次 0.5 ~ 1ml 注射于病损基底部，每周 1 ~ 2 次。注射前了解是否有注射药物不良反应及药物禁忌证。

（2）注射速度不宜太快，可边推药边退针，以减少疼痛。

（3）注射前应了解患者以往是否出现过注射药物的不良反应，如有，则不可应用此法。

（4）对原因不明的慢性深大溃疡可进行诊断性治疗，但对于癌性溃疡不宜用此法。

测试题

一、单选题

1. 不属于急性假膜型念珠菌口炎特点的是（   ）

 A. 全身反应较重

 B. 可发生于任何年龄的人

 C. 好发于颊、舌、软腭和唇

 D. 以白色或蓝白色丝绒状能揭去的假膜为特征

 E. 稍用力假膜可擦掉，暴露红的糜烂面或轻度出血

正确答案：A

答案解析： 本病全身反应一般较轻。

2. 肉芽肿性唇炎唇部肿胀的特点为（   ）

A. 唇部凹陷性水肿

B. 唇部肿胀表面糜烂、溃疡

C. 迅速发生无明显界限的肿胀

D. 唇部红肿，唇红干燥、脱屑

E. 唇肿胀反复发作，每次复发均较前次有所增大

正确答案：E

答案解析： 肉芽肿性唇炎唇部肿胀的特点为一侧开始肿胀，逐步蔓延至另一侧，多见于上唇，也可上、下唇同时受累，肿胀有垫褥感、无凹陷性水肿，初肿可完全消退，多次复发后不消退。

二、名词解释

针刺反应阳性　无菌注射针头直接刺入前臂皮肤 5mm 后退出或取生理盐水 0.1ml 注入前臂皮内，24 ～ 48 小时后观察进针点，出现红疹并有化脓倾向即为针刺反应阳性。

三、判断题

1. 念珠菌直接镜检将标本呈团块状铺于载玻片上，以便观察。

正确答案： 错

答案解析： 念珠菌直接镜检应将标本涂在载玻片上，呈分散状均匀铺开以利于发现菌丝或孢子。

2. 尼氏征出现阳性即停止试验，以免扩大损伤面积。

正确答案： 对

答案解析： 尽量避免损伤面积扩大。

四、简答题

简述尼氏征阳性的判断方法。

答：出现下列表现之一为尼氏征阳性。

（1）用手指或口镜柄、压舌板推外观正常的皮肤或黏膜，迅速形成水疱。

（2）用手指轻轻推赶水疱，可使原有的水疱在皮肤或黏膜上移动。

（3）患者用舌舔或医师用棉签轻擦口腔黏膜，可使外观正常的黏膜表层脱落或撕去。

实训二十五

口腔黏膜病典型病例展示

扫描二维码，观看病例展示

　　掌握口腔黏膜病基本病损是诊断口腔黏膜病的基础与前提。常见的口腔黏膜病包括口腔黏膜感染性疾病（图25-1）、口腔黏膜溃疡类疾病（图25-2）、口腔黏膜斑纹类疾病（图25-3）、口腔黏膜变态反应性疾病（图25-4）、口腔黏膜大疱类疾病（图25-5）、唇舌部疾病（图25-6）、口腔黏膜常见色泽异常（图25-7）、性传播疾病及系统性疾病等（图25-8）。实训视频展示了单纯疱疹、带状疱疹、手足口病、口腔念珠菌病、口腔结核、球菌性口炎、坏死性龈口炎、复发性阿弗他溃疡、口腔扁平苔藓等多个口腔黏膜病临床病例。通过典型病例展示，希望能够帮助同学们更形象地掌握口腔黏膜疾病的临床病损特点，有助于进行正确诊断及治疗操作。

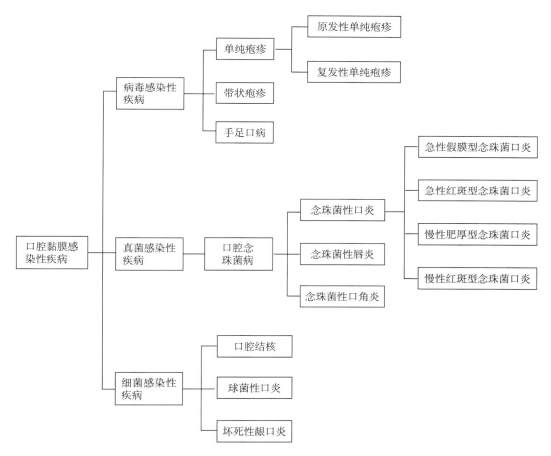

图 25-1　口腔黏膜感染性疾病

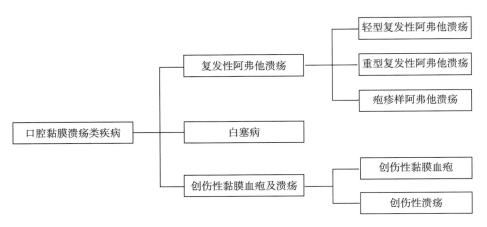

图 25-2　口腔黏膜溃疡类疾病

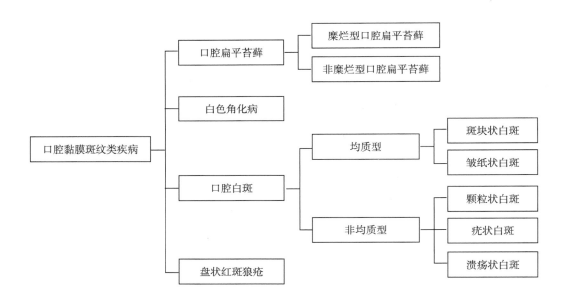

图 25-3　口腔黏膜斑纹类疾病

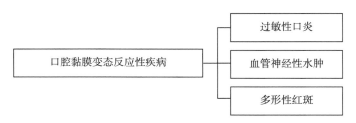

图 25-4　口腔黏膜变态反应性疾病

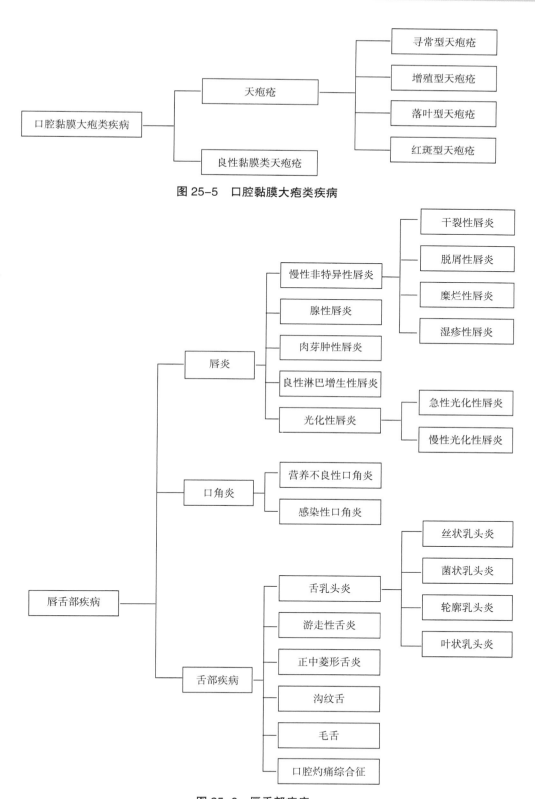

图 25-5 口腔黏膜大疱类疾病

图 25-6 唇舌部疾病

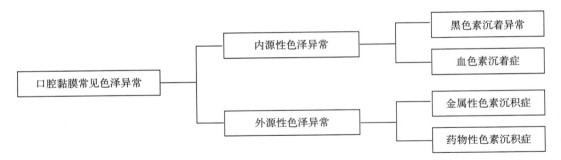

图 25-7　口腔黏膜常见色泽异常

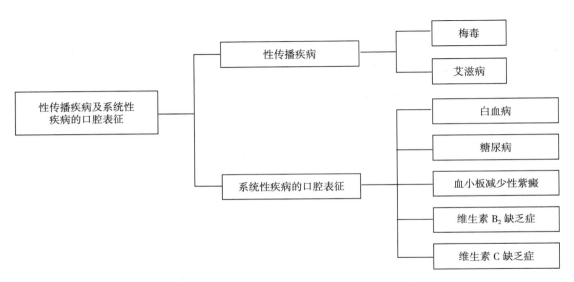

图 25-8　性传播疾病及系统性疾病的口腔表征